U0387900

中西医
大众急救手册

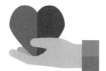

名誉顾问　王　韬

主　　编　裴红红　潘龙飞

副 主 编　牛泽群　古长维　安　鹏　柏　玲　冯　辉

学术秘书　牛泽群

编　　者（按姓氏笔画排序）

王立明	王晓博	牛泽群	古长维	白郑海	冯　辉　冯敏娟
吕俊华	任　松	邬　媛	刘　仲	刘　杰	安　鹏　孙江利
孙宝妮	苏利娟	杜　双	李　萍	李　楠	李小杜　李流云
杨　妮	时　雨	邱小娟	宏　欣	张　丽	张　岚　张　瑞
张正良	张静静	周　阳	赵　扬	赵　丽	赵翊迪　柯昌伟
柏　玲	党旭升	党晓燕	殷若哲	高彦霞	彭　卓　蔡　艳
臧全金	裴红红	寨　旭	樊　媛	潘龙飞	

人民卫生出版社
·北　京·

图书在版编目（CIP）数据

中西医大众急救手册 / 裴红红，潘龙飞主编.
北京 ： 人民卫生出版社，2024. 12. -- ISBN 978-7-117-
37448-4

Ⅰ. R459. 7-62

中国国家版本馆 CIP 数据核字第 2024LS9474 号

人卫智网	www.ipmph.com	医学教育、学术、考试、健康，购书智慧智能综合服务平台
人卫官网	www.pmph.com	人卫官方资讯发布平台

中西医大众急救手册
Zhongxiyi Dazhong Jijiu Shouce

主　　编：裴红红　　潘龙飞
出版发行：人民卫生出版社（中继线 010-59780011）
地　　址：北京市朝阳区潘家园南里 19 号
邮　　编：100021
E - mail：pmph @ pmph.com
购书热线：010-59787592　　010-59787584　　010-65264830
印　　刷：北京顶佳世纪印刷有限公司
经　　销：新华书店
开　　本：710×1000　　1/16　　印张：12
字　　数：183 千字
版　　次：2024 年 12 月第 1 版
印　　次：2025 年 1 月第 1 次印刷
标准书号：ISBN 978-7-117-37448-4
定　　价：69.00 元

打击盗版举报电话：010-59787491　　E-mail：WQ @ pmph.com
质量问题联系电话：010-59787234　　E-mail：zhiliang @ pmph.com
数字融合服务电话：4001118166　　E-mail：zengzhi @ pmph.com

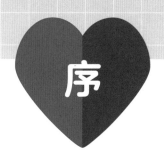

序

　　两千多年前《黄帝内经》中写道："上医治未病，中医治欲病，下医治已病。"这句古语告诉我们，医术最高明的医生能够预防疾病，而不是治疗疾病。在 2016 年全国卫生与健康大会上，习近平总书记指出"预防为主，中西医并重，将健康融入所有政策，人民共建共享"。

　　过去几年，我们经历了巨大的考验，共渡了难关，我们也从中切身体会到疾病预防的重要性。更为重要的是，我们作为医务工作者，越来越意识到将专业性强的医学知识，通过科普的形式传授给大众，帮助大众"治未病"，从而更好地守护自己的健康具有重要意义。

　　急救知识是我们在日常生活中必须具备的重要技能，在突发事件、意外伤害或急症发作时，了解急救知识可以帮助我们迅速采取正确的措施，为患者提供及时的援助，降低伤害程度，甚至挽救生命。因此，普及急救知识对于每一个人来说都至关重要。

　　西安交通大学第二附属医院急诊科团队撰写的《中西医大众急救手册》，涵盖了各种常见急救场景、突发事件的急救知识和技能、中医急救以及常见中医知识误区，让公众了解常见急诊技术以及面对突发事件时的心理急救知识等。本书用通俗易懂的语言，并通过图文并茂的方法以及结合新媒体视频，让读者能够快速掌握各种急救技能和方法。同时，祖国医学源远流长、博大精深，然而大众对中医有很多误区，这些问题在本书中也有详细解答。

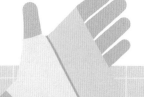

希望这本科普图书的创作出版，能让更多的人了解急救知识、掌握急救技能、融汇中西所长，更重要的是在危急时刻让更多的人获得帮助。让我们急诊人，身体力行地守护百姓健康，为健康中国的发展建设贡献自己绵薄的力量。

中国科普作家协会医学科普创作专业委员会主任委员

王韬

2023 年 12 月

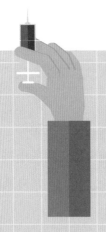

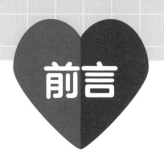

前言

　　急救不仅仅是为了应对突发的医疗危机，更是一种日常生活的必备技能。面对生活中的各种突发状况，迅速、准确的急救措施能够为生命争取宝贵的救援时间，掌握急救知识的人往往能在关键时刻发挥至关重要的作用。本手册正是要为广大读者提供这样一本急救指南，帮助大家在危急时刻做出正确的判断和操作。

　　本书的内容包括急救实际场景、基础急救技能，包括但不限于心肺复苏、创伤急救等章节，每一章节都从理论入手，结合实际操作，为读者提供全面、实用的急救知识。中医急救注重整体观念和辨证论治，强调调整体内阴阳平衡，而西医急救更加注重对疾病的病因和病理的分析，强调对症治疗。本手册将结合两者的优点，为读者提供既科学又实用的急救知识。医学发展日新月异，新技术不断应用于临床，本书在内容上还介绍了急诊技术，让广大读者了解急诊救治技术，在关键时刻能迅速地做出判断和抉择。

　　本书的编者来自西安交通大学第二附属医院急诊科、中医科等科室，他们均工作在临床第一线，有着丰富的临床经验。感谢所有参与编撰的编者们，他们为本书编写付出了大量的心血，是他们的专业知识和经验为这本手册提供了有力的支撑。在这里，也要特别感谢出版社的辛勤付出，才使得这本手册得以顺利出版，为广大读者提供帮助。

　　我们期望读者通过阅读本手册，能够全面了解和掌握急救知识和技能，为自己和他人的生命安全提供有力的保障。我们更希望读者能够将所学的知识传递给更多的人，将急救知识传播普及，使更多人获益。尽管本手册提供了丰富的急救知识和技术，但读者在使用过程中仍需结合实际情况进行判断和操作。同时，手册的内容仅供学习和参考，不能替代专业医疗人员的诊断和治疗。

最后，我们也期望读者能够持续关注和学习急救知识，与时俱进，不断提高自己的急救技能水平。

裴红红

2023 年 12 月

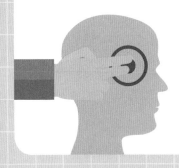

目录

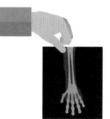

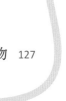

第三章　中医科普知识 131

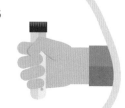
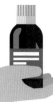
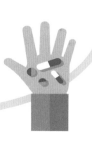

第一章

急救
基本原则

第一节 什么是急救

在日常生活中，我们可能会遇到各种突发状况，例如意外事故、急性疾病和突发的紧急情况。这些紧急情况可能导致伤害、加重病情或危及生命。因此，我们需要及时采取行动来保护自己和他人的生命和健康。而在这种紧急情况下采取的行动，就是急救。

急救是指在紧急情况下采取紧急措施，以保护生命、减轻痛苦、防止病情恶化的行为。它涵盖了一系列的知识和技能，用于处理意外伤害、急性疾病和其他紧急情况。急救可以在短时间内提供临时的治疗和援助，直到专业医疗人员的到来。

急救行为包括但不限于以下内容：

1. **呼叫急救**　在紧急情况下，及时拨打当地的急救电话号码，如120，以便专业急救人员能够及时赶到现场。他们具备专业的医疗知识和设备，能够提供更全面的救助。

2. **判断和评估**　在等待急救人员到达之前，进行初步的判断和评估。检查伤者的意识状态、呼吸、循环等，确定紧急情况的优先级，并采取相应的急救措施。

3. **心肺复苏**　心肺复苏是一项重要的急救技能，用于心脏停搏或呼吸停止时恢复心脏和呼吸功能。通过胸外心脏按压和人工呼吸，可以维持血液循环，直到专业医疗人员的到来。

4. **止血和包扎**　在伤口出血的情况下，采取适当的止血措施，如按压止血、抬高患肢等。并进行包扎，以保护伤口，防止感染和进一步出血。

5. **处理窒息**　当有人窒息时，迅速采取措施进行救助。包括拍击背部和挤压腹部等步骤，以尽快清除气道阻塞，恢复正常呼吸。

6. **处理烧伤**　在烧伤事故中，急救措施包括：立即将伤者移出燃烧区域、迅速冷却烧伤部位、遮盖伤口，并注意保持伤者的体温稳定。

急救不仅仅是医护人员的责任，它对每个人都是至关重要的。我们都可能面临紧急情况，因此了解基本的急救知识和技能，掌握应对突发状况的方法，能够在关键时刻挽救生命。

在本书中，我们将重点介绍普通大众可以进行的自救和施救方法，以帮助读者掌握基本的急救技能，提高应对紧急情况的能力。通过学习本书，您将成为自己和他人的守护者，为构建一个更安全的社会作出贡献。

（裴红红）

第二节　为什么需要学习急救

在我们的日常生活中，意外和突发状况难以预测，可能会导致伤害和生命威胁。学习急救对每个人来说都是至关重要的，因为它可以为我们提供以下几个方面的好处：

1. **保护自己和他人的生命**　意外事故和急性疾病可能发生在任何时候、任何地点。掌握急救技能可以帮助我们在紧急情况下迅速采取行动，为自己和他人提供及时的援助。正确的急救措施能够挽救生命、减轻痛苦，并为伤者争取更多的时间，等待专业医护人员的到来。

2. **紧急情况下的自救能力**　学习急救技能可以增强我们在紧急情况下的自救能力。当我们自己遭遇意外或突发疾病时，能够迅速、正确地采取应急措施，可能会使我们逃离危险、减轻伤害或争取更多的生存时间。自救的重要性在没有及时获得外部帮助的情况下尤为突出，因此掌握急救技能对我们每个人来说都非常重要。

3. **增强应急反应能力**　学习急救可以培养我们在紧急情况下保持冷静、应对突发状况的能力。紧急情况常常伴随着恐慌和混乱，而具备急救知识和技能的人更有可能保持冷静并有效地应对。这种应急反应能力可以在各个方面发挥作用，无论是在个人生活中，还是在工作环境中。

4. **促进社交圈的安全**　学习急救技能不仅对个人有益，也对生活、学习、工作"圈子"的安全和福祉产生积极影响。在紧急情况下，能够提供急救援助，可能为他人减轻伤害并提供安慰和支持，甚至挽救生命。作为"圈子"的一员，掌握急救技能使我们能够积极参与相关的安全事务，为他人提供帮助，构建一个更加关怀和安全的社交圈。

5. **个人成长和自信心**　学习急救技能是个人成长的一部分，通过掌握急救知识和技能，我们增加了自己的技能储备。这种能力的提升可以增强我们的自信心，让我们在面对危险和紧急情况时更加有信心和勇气。

总之，学习急救对每个人来说都是非常有价值的。它可以保护自己和他人的生命，增强自救能力、提高应急反应能力、促进社交圈的安全，同时也促进个人的成长和自信心。通过本书的学习，您将获得重要的急救知识和技能，成为一个具备应急能力的人，并为您和周围人的安全和福祉作出贡献。

（裴红红）

第三节　急救原则和注意事项

急救是一项关乎生命和安全的重要技能，它可以在紧急情况下提供关键的援助。为了帮助您更好地理解和应用急救知识，本节将介绍急救的原则和注意事项。通过掌握这些要点，您将能够在紧急情况下做出正确的判断和应对，为自己和他人提供紧急救援。

1. **保护自己和现场安全**　在提供急救援助之前，首先要确保自己的安全。评估现场是否安全，排除危险因素，以避免自身受伤。切记，您只有保护好自己，才能更好地帮助他人。

2. **呼叫紧急救援**　紧急情况下，迅速拨打120，呼叫专业急救服务。告知接线员有关情况和位置的详细信息，并耐心等待指导。专业医护人员及时赶到后，将提供更高水平的医疗援助。

3. **评估病情和施救优先顺序**　在提供急救援助之前，尽量评估患者的状况，确定是否存在生命威胁和紧急情况，并制定施救的优先顺序。根据情况的严重性和紧迫性，有条不紊地进行施救，确保能够最大限度地挽救生命。

4. **控制出血**　出血是一种常见的紧急情况。在处理出血时，迅速采取措施控制出血，并减轻伤者的失血情况。如果可能，用干净的绷带或衣物直接按压伤口。抬高受伤部位，以减少血液流动。如情况严重，在条件允许时，可以使用止血带（但要遵循正确的使用方法）。

5. **进行基本生命支持**　基本生命支持是在心搏骤停等紧急情况下的关键步骤。学习基本的心肺复苏技巧和人工呼吸方法，以维持伤者的生命，直到专业医护人员到达。记住，在进行心肺复苏时，要按照正确的节奏和力度进行胸外心脏按压，并配合适当的人工呼吸。

6. **知道常见疾病和伤害的应急处理方法**　了解常见疾病和伤害的应急处理方法对于急救至关重要。例如了解脑卒中、心脏病发作、窒息、骨折等情况的急救措施，可以帮助您更好地应对紧急情况。通过学习这些常见情况的急救知识，您可以更有信心地处理突发状况。

7. **考虑特殊情况和个体差异**　在施救时，要考虑特殊人群的需求和个体差异。例如儿童、老年人、孕妇和残障人士，可能需要特殊的急救措施和关注。了解这些特殊情况，并根据需要采取适当的措施，可以确保他们的安全和舒适。

8. **保持冷静和同情心**　在紧急情况下，保持冷静和展现同情心是至关重要的。保持冷静有助于更好地应对紧急情况，做出正确的判断和决策。同时，表现出同情心和关心，给予患者温暖和支持，使他们在困难时刻感到安慰和安心。

9. **持续沟通和更新信息**　在急救过程中，持续沟通对于施救和获得帮助至关重要。与患者和急救人员进行有效的沟通，能够提供重要的信息和指导，确保急救过程的顺利进行。此外，应持续更新急救信息和技能、关注最新的急救指南和研究成果，以不断提高自己的急救能力。

10. **了解身边的急救资源**　紧急情况下，了解身边的急救资源非常重要。了解附近的医疗机构、急救中心的位置和联系方式以及急救设施，尤其自动体外除颤器（automated external defibrillator，AED）的位置和获取方式，可以提高获得及时救助的机会。了解这些资源，并将其纳入您的急救计划中，可以在紧急情况下更快地获得专业医疗援助。

通过遵循这些急救原则和注意事项，您将能够更加自信地应对紧急情况，并在关键时刻给予正确的急救援助。请记住，急救是一项需要实践和不断学习的技能，通过不断地训练和提升，您将成为身边的急救英雄，为自己和他人提供及时的援助，保护生命这个宝贵的礼物。

（潘龙飞）

第四节　急救的心理准备和应对

宋代苏洵的《心术》云："为将之道，当先治心。泰山崩于前而色不变，麋鹿兴于左而目不瞬，然后可以制利害，可以待敌。"掌控自己的情绪，才能掌握局面、走出困境。突发情况已经发生，不能改变，我们便不能逃避，要正视问题、保持冷静，找出及时止损的办法。

一、稳定情绪，保持冷静

情绪是人体对环境的一种生物本能反应，是内心发酵的一种物质，包括喜、怒、哀、惊、恐、思等，会因为自身心态以及事情而发生改变。大喜大悲、愤怒、惊恐等，均会压榨我们的理智，以致错失突发情况后最佳的弥补时机。急救时如何快速冷静下来，避免情绪失控？可以尝试以下技巧：

1. **深呼吸**　调整呼吸是快速缓解不良情绪的首要和最有效的方法。平稳的深呼吸会让体内有更充足的氧气，更易放松身心，冷静下来。坐直、站直或平躺，打开胸腔，将手放在腹部，感受到腹部随呼吸起伏。用鼻子吸气 10 秒，慢慢从鼻子或嘴巴呼气，每分钟进行 6 ~ 10 次。将注意力集中在呼吸上，呼气时，想象所有的压力随着呼气排出体外，重复 3 ~ 5 次。

2. 从一数到十　应对刺激因素，我们出现应激反应是正常的，如大喊大叫，这种反应通常是有害的。此时我们切勿大喊大叫，可以停下一切语言和行动，静止片刻，闭上眼睛，平稳呼吸，在心里从一慢慢数到十。

3. 渐进性肌肉放松训练　保持呼吸平稳，将注意力集中在身上的某一块肌肉群，有意识地引导该处肌肉群保持紧张状态，5 秒后缓慢放松。可以从脚开始，自下而上缓慢移动，也可以从额头自上而下进行（如：面部、颈部、肩部、手臂、胸部、腹部、臀部、大腿、小腿、脚掌、脚趾等肌肉群）。该方法不受时间、姿势的限制，能够缓解紧张和内在的不安，稳定情绪。

4. 想象自己处于平静的地方　在脑海中描绘一幅保持冷静的画面，可以是蓝蓝的天空、绿绿的草地、平静的海面等。身体放松，配合呼吸技巧，进行几次深呼吸，然后闭上眼睛，回想脑海中的画面，想象自己的平静。

5. 观察思考　遇到紧急情况，停止大喊大叫，停下一切语言和行动，用双手捂住自己的脸，或用双臂环抱自己，或将手放在心脏的位置，静止片刻，保持大脑清醒，可以在脑海中问自己当前的想法、注意点，思考当前最有效的行为模式，然后采取行动。

6. 心理暗示　相信自己可以，给自己心理暗示，出现悲伤情绪时，要告诉自己事情总会过去的。

二、保护自己，理智应对

在危急情况下，现场环境多是混乱的。不管作为自救者，还是施救者，一定要冷静下来，保持头脑清醒，在确保自身安全的基础上正确施救。

1. 确保现场环境安全。快速扫视现场，评估现场情况，尽快脱离危险环境，避免施救过程中再次发生伤害。

2. 冷静分析，遵守规章制度。运用所学所知，规范实施急救操作。正确使用应急用物，如正确实施心肺复苏、正确使用灭火器等。

3. 救治前后，做好自我防护工作。施救时，必要时戴口罩、手套、帽子，避免动作过大，造成伤患二次损伤，防止伤患血液、体液喷溅，造成污染。救治结束后，做好终末消毒。做到小心、细心、耐心。

4. 切勿逞英雄，及时求助。遇险时，量力而行，在自身能力范围之外的，及时求助周边人、团体成员等，切勿逞能。在第一时间拨打急救电话，在专业人士的指导下展开施救行动。

（时　雨）

第二章

基础
急救技能

第一节　如何进行心肺复苏

情景再现

我叫李亮（文中主人公均为化名），来自陕西省西安市。我一直把跑步作为锻炼身体的方式之一，已经坚持跑了很多年。30 岁出头的时候，我开始积极参加跑步锻炼，平时在河边、公园里长跑锻炼，认识了很多志同道合的跑友们，也开始参加了一些长跑和越野跑比赛。

我的身体从来没出过问题，一点小毛病和症状都没有。因为一直坚持运动、跑步，我觉得自己非常年轻，饮食和生活水平也比父辈们好多了，健康没什么可担心的。

但谁也没想到，在我 45 岁那年，也就是 2023 年 4 月份，一场马拉松比赛竟差点要了我的命。

比赛开始时，就像往常一样，没什么特别的情况。

跑到 20 公里左右的时候，我感觉自己有些累，有点胸闷。跑过一小段缓坡路段时，我看了下运动手表，惊讶地发现自己这段路的速度比前面慢了很多……突然眼前一黑，我栽倒了，至于后来发生了什么、之前还有哪些别的预警信号，我全都不记得了，再醒来时我已经躺在医院里了。

后来朋友告诉我，当时跑步途中我慢下来停住，紧接着，突然发现我倒下不行了，于是开始呼救。

不幸中的万幸，比赛的随队保障医生就在不远处，他飞奔过来第一时间对我实施抢救。

医生后来说，我当时已经没有了脉搏，判断是心搏骤停，于是一边做心肺复苏、一边叫大家赶紧去找 AED。这个急救设备能向心脏输送电流、及时消除心室颤动，让心脏恢复正常规律地跳动。有了它的配合，救人的成功率比徒手心肺复苏高很多。

很快，现场其他医护人员和120都赶到了，用AED给我进行了2次除颤。

医生说，这次的病因是急性心肌梗死，我心脏的冠状动脉有一段已经完全堵死了。现场第一时间心肺复苏后，120将我送到医院，我立即接受了急诊经皮冠状动脉介入治疗（percutaneous coronary intervention，PCI）。

我在心内科住院部住了5天顺利出院了，离开医院的时候，我感觉自己身体恢复得很好，遵医嘱继续口服药物，定期来医院复诊。这次生死一瞬，非常感谢医生，感谢心肺复苏给了我第二次生命！从我的切身体会来讲，希望大家都能积极学习正确的急救方法，尤其是心肺复苏，说不定哪天，在关键时刻就能救人一命。

一、什么是心肺复苏

心肺复苏，简称CPR（cardiopulmonary resuscitation，CPR），是针对呼吸心跳停止的急危重症患者所采取的关键抢救措施。心肺复苏的目的是恢复患者的自主呼吸和自主循环。通过胸外心脏按压以及人工呼吸来维持人体有效的血液循环，保障人体重要脏器的血液供应和氧气供应。简单来讲，心肺复苏=判断患者意识、呼吸情况＋呼救＋胸外心脏按压＋（清理呼吸道）人工呼吸＋电除颤＋后续专业的高级生命复苏。

二、哪些疾病和情况会导致呼吸、心搏骤停

如果发现有人突然晕倒，呼喊、刺激无反应，没有自主呼吸或者仅仅有叹息样呼吸，这类患者就需要立即进行心肺复苏。这些患者大部分是因为心脏原因导致的呼吸心搏骤停，对于成年人来说，有高血压、冠状动脉粥样硬化性心

脏病（简称：冠心病）、糖尿病、动脉硬化等基础疾病的患者出现并发症，如心肌梗死或者合并严重的心律失常，出现室性心动过速、心室颤动时也会突然意识丧失、倒地。其他原因还有创伤、淹溺、中毒、气道梗阻、窒息、出血、脑卒中、触电、雷击、失温等。引起儿童心搏、呼吸骤停常见的原因有气道梗阻、烟雾吸入、溺水、感染、中毒等。

三、如何判断是否需要心肺复苏

当患者存在意识丧失、自主呼吸停止时，就应立即诊断为心搏呼吸骤停，在确定周围环境安全、施救者自身也安全的情况下，需要立刻开始进行心肺复苏。如果大家不是专业的医护人员，那么我们只需要判断意识和呼吸，意识丧失、自主呼吸停止就应该立刻启动心肺复苏；如果接受过相关培训，我们可以在判断完意识和呼吸后，评估大动脉搏动是否存在，通过胸外心脏按压、开放气道、人工呼吸为患者生存争取时间。

1. **意识丧失**　拍打双肩并在两侧耳边大声呼叫患者，如果没有反应，则提示意识丧失。

2. **呼吸停止**　靠近患者口鼻部位，感受口鼻处是否有气流出入，同时注意观察患者胸廓是否有起伏，胸廓无起伏者提示呼吸停止；呼吸断续或呈叹息样呼吸，提示呼吸即将停止，视作无自主呼吸。

3. **大动脉搏动消失**　将手置于同侧颈动脉搏动处，稍加压力，细细感受是否存在颈动脉搏动，十秒内没有大动脉搏动，可判定为大动脉搏动消失，即心跳停止。

发生心搏呼吸骤停时，应立即开始心肺复苏进行现场抢救，有效的胸外心脏按压和人工呼吸能够迅速建立有效血液循环及氧气供给，使心、脑等重要器官迅速得到血液和氧气的供应。

四、如何在拨打 120 时向调度员描述紧急情况

确定患者无意识、无自主呼吸后，我们需要立即启动下一步呼救程序。如果发病现场只有你一个人，请立即拨打 120 急救电话求救，打完电话后即刻开始

单人徒手心肺复苏。如果现场有 2 人及以上，请 1 人拨打 120 急救电话，其余人员共同抢救患者。那么大家知道如何正确拨打 120，高效、无遗漏地向调度员描述紧急情况吗？第一，拨打 120 急救电话时应保持冷静。也许需要急救的是您的亲人、朋友或者熟悉的人，非常焦急，但一定不要惊慌，保持镇静，听从调度员指令。第二，提供急救事件发生的准确地址，包括街道、楼号、单元号、房间号等，如"××区××路×弄×号×室"，或者"××区××路×商场×层×位置"。对于陌生的环境，可观察周围的公交站牌、标志性建筑，为救护车提供参照。第三，告知准确伤情，如呕血、昏迷、抽搐或意外伤害（如车祸、摔下楼梯等造成的伤情）等，说清楚需要救援人数、呼救原因、伤情症状、年龄、性别，疫情期间，请配合调度员做好流调工作。第四，告知 120 调度员现场是否有 AED。第五，对于火灾、塌方、触电、溺水、毒气泄漏等情况，需说明受伤人数、事件程度等情况。第六，留下联系电话，保持畅通，以便指导自救，注意不要先行自己挂断电话，必须回答 120 调度员的所有问题后才能挂断电话。

五、如何进行心肺复苏？

1. **明确环境安全**　环视四周，确保现场环境对施救者和患者均安全，若不安全则迅速转移，并就近施救（图 2-1）。

2. **检查患者有无反应**　轻拍患者双肩，并靠近耳旁大声呼喊："喂，你怎么了？"若患者没有反应，大声呼叫附近人员帮助（图 2-2）。

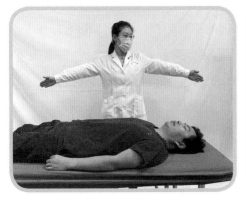

图 2-1　明确环境安全

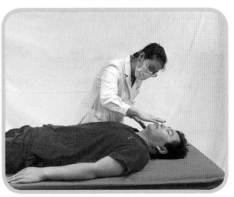

图 2-2　检查患者有无反应

3. **启动应急反应系统** 可请他人拨打 120，有条件的同时获取 AED 进行除颤。

4. **判断呼吸和脉搏**

（1）判断呼吸：扫视患者胸部，观察有无起伏。患者无呼吸或仅是叹息样呼吸，被认为是心搏骤停的标志之一（图 2-3）。

（2）判断脉搏：方法是示指和中指的指尖平齐并拢，从患者的气管正中部位向旁（一般向施救者近侧）滑移 2～3cm，在气管和胸锁乳突肌之间凹陷处，触摸颈动脉搏动。检查时间应至少 5 秒，但不超过 10 秒（图 2-4）。

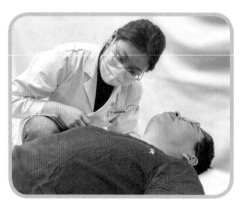

图 2-3　判断呼吸

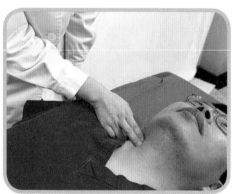

图 2-4　判断脉搏

5. **胸外心脏按压**（circulation，C）

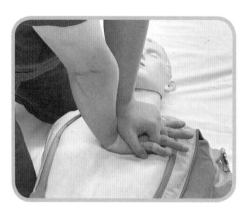

图 2-5　摆放体位

（1）摆放体位：让患者仰卧于坚实的平面上，如果患者躺卧在软床上，应将木板放置在患者身下，以保证按压的有效性。救护人跪于（或站于）患者右侧，双膝与肩同宽。解开患者衣领、领带以及拉链、腰带（图 2-5）。

（2）按压的部位：胸部中央，胸骨的下半部分，相当于男性两乳头连线之间的胸骨处（图 2-6）。

（3）按压的手法：按压时，施救者一只手的掌根部放在胸骨按压部位，另外一只手平行叠加在其上，两手手指交叉紧紧相扣，手指尽量翘起，按压时身体稍前倾，双肩在患者胸骨正上方，双臂绷紧伸直，以髋关节为支点，依靠肩部和背部的力量垂直向下用力按压。按压和放松的时间大致相等。

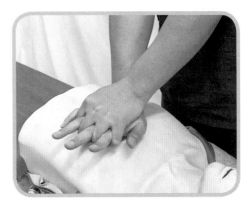

图 2-6　按压部位

（4）按压的频率：100～120 次 /min，15～18 秒完成 30 次按压。

（5）按压的深度：至少为 5cm，但不超过 6cm。

6. **开放气道**（airway，A）　清理口腔内的异物，采用仰头抬颏法（图 2-7，图 2-8），如怀疑患者头部或颈部损伤时，采用托颌法。

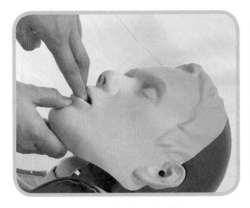

图 2-7　清理口腔异物

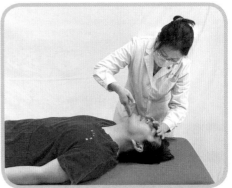

图 2-8　仰头抬颏法

7. **口对口人工呼吸**（breathing，B）　在每 30 次胸外心脏按压结束后，应立即给予 2 次口对口人工呼吸。施救者在患者的一侧，用置于患者前额的手，拇指与示指（食指）捏住患者的鼻孔，用口唇把患者的口完全罩住，进行缓慢吹气，每次吹气应持续 1 秒，使胸廓明显起伏。

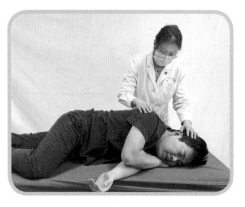

图 2-9　复苏体位

8. 何时终止心肺复苏

（1）120 到达现场并接管治疗。

（2）患者呼吸心跳恢复，摆复苏体位（图 2-9）。

（3）经过 20 分钟的心肺复苏后，患者对任何刺激仍无反应，无自主呼吸、无自主循环征象，可以考虑终止心肺复苏。

（彭　卓　柏　玲）

第二节　昏迷的应急处理

情景再现

　　小李是西安市某重点中学初三的学生，平素学习成绩优良，从小考试成绩名列前茅，是大家眼中公认的学霸，是家长口中别人家的孩子。在初三的一次摸底考试中，小李因为身体不适发挥失常，考试结果很不理想。父母不能接受小李成绩下滑，认为小李近期没有认真学习，甚至无端怀疑小李谈恋爱，并没收了小李的手机。小李一时想不通，偷拿了外婆的睡眠药物，回家后一次性口服了 20 余片地西泮，父母回家后发现小李昏迷不醒，紧急将小李送至医院。

　　送至医院后，医生依据父母提供的病史及小李枕边发现的空药瓶，考虑小李为地西泮中毒。紧急洗胃并给予其他抢救措施后，小李逐步清醒，恢复意识。追问病史，小李承认了由于父母对她的不理解和无

端指责，一时想不开服用地西泮，幸亏发现及时，差点酿成不可挽回
的悲剧。经积极沟通后，父母和小李均认识到了自己的错误，承诺在
今后的生活中加强沟通，避免类似事件发生。

那么什么是昏迷呢？昏迷又有哪些病因呢？生活中碰见昏迷的患
者我们又应当采取哪些急救措施呢？接下来，我们逐一道来。

一、什么是昏迷

昏迷是意识障碍的最严重阶段，表现为对外界刺激无反应，程度较轻者防
御反射可以存在，严重者消失，一旦发病往往病情危重，预后较差。本质上
讲，是由于大脑功能受到极度抑制而丧失意识和运动，且对刺激无反应或出现
异常反射活动的病理状态。以下是昏迷的病因及应急处理（图 2-10）。

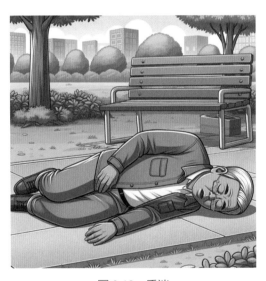

图 2-10　昏迷

二、哪些疾病可能导致昏迷

大家是不是一听到昏迷，就会想到颅内疾病，但其实导致昏迷的原因非常

多，许多颅外因素也可能导致昏迷。依据病因的不同，可以将昏迷分为颅内疾病及颅外疾病。

1. 常见的颅内疾病有外伤性颅内出血、脑出血、脑梗死、脑肿瘤、高血压危象、脑炎等。

2. 常见的颅外疾病有肝性脑病、低血糖昏迷、肺性脑病、一氧化碳中毒、农药中毒、酒精中毒、溺水、电解质紊乱等。

三、发现昏迷患者的施救流程

1. 观察周围环境是否安全，特别是事故现场及密闭环境中发现的昏迷患者，应先搬运至安全环境，避免患者及施救者二次伤害。

2. 昏迷患者一般病情危重，须送医院进一步诊治，呼叫 120 并提供准确的位置信息。如果有其他人在场，让其中一人去呼叫 120。

3. 判断患者呼吸及脉搏，如果呼吸脉搏消失，立即实施 CPR。

4. 如果呼吸脉搏存在，则保持患者呼吸道通畅，及时清理气道异物，采用稳定侧卧位，这样既可防止咽部组织下坠堵塞呼吸道，又可以预防消化道的内容物反流导致的误吸。

5. 居家发现的昏迷患者 120 到达前可以搜索周边环境，寻找有无药物、毒物包装盒，为后期的诊疗提供线索。

四、需要注意的问题

1. 昏迷患者一般病情危重，应当及时呼叫 120 送医。

2. 注意判断患者的呼吸和心跳，如果呼吸和心跳停止，应实施 CPR。

3. 昏迷患者容易发生呕吐导致的误吸，侧卧位是昏迷患者入院前应当采取的体位。

（王晓博）

第三节　呼吸困难如何急救

情景再现

情景 1　春天来了，百花齐放，小王和男朋友去公园游玩，小王出现了鼻痒、打喷嚏、身上出红疹等不适，随后感觉气不够用，呼吸困难，迅速到医院就诊。医生考虑呼吸困难等症状为过敏所致，给予抗过敏治疗后症状好转，后查过敏原为花粉。医生说当花粉浓度高季节时，出门时候应佩戴口罩，避免接触花粉，如果出现花粉过敏，可以口服抗过敏药物治疗，感觉呼吸困难加重或者出现了其他症状，需要及时就医。

情景 2　小李买了些黄豆准备打豆浆，这时电话响了，当她接完电话回到厨房，发现她 5 岁的宝宝哽咽，伴有呛咳及呼吸困难，口唇发紫，地上有洒落的黄豆，她立即拨打 120，接电话的医生告诉她："你家宝宝应该是误食黄豆堵塞气道了，现在时间紧迫，你按照我说的海姆立克急救法对宝宝进行抢救：跪在宝宝背后，两手臂从身后绕过，伸到肚脐与肋骨中间的地方，一手握成拳，另一手包住拳头，然后快速有力地向内上方冲击，直至将异物排出。"小李按照医生的方法对宝宝进行了 5 次之后，一颗黄豆被吐了出来，宝宝大声哭了出来。

以上是两个呼吸困难的案例，呼吸困难的病因除了过敏和异物阻塞还有哪些呢？生活中如果碰见呼吸困难者，我们又应当采取哪些急救措施呢？接下来，我们逐一道来。

一、什么是呼吸困难

呼吸困难是指患者主观感到气不够用、呼吸费力，客观上表现为呼吸困难，严重时可出现张口呼吸、鼻翼扇动、端坐呼吸，甚至口唇发紫，呼吸时喉结以下、胸口以上的正中位置可出现凹陷，并且可有呼吸不平稳，呼吸频率加快或减慢、深大或表浅，虽然尽最大努力呼吸，然而始终觉得通气不足（图 2-11）。

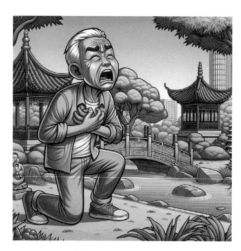

图 2-11　呼吸困难

二、哪些原因会引起呼吸困难

听到呼吸困难，大家是不是觉得只有肺部疾病才会引起呼吸困难呢？不是的。我们在呼吸时，呼吸肌接收到信号收缩，气体从口腔或鼻腔进入气道，最终到达肺泡，肺泡与血液进行气体交换；交换入血的氧气在血红蛋白的运送下，经心脏泵入到达全身器官，所以气道、肺部、心脏、血液、肌肉、神经均参与其中，任何一环出现了问题，都会产生呼吸困难的感觉。具体呼吸困难的原因如下：

1. 呼吸系统疾病

（1）气道阻塞：肿瘤或者异物所致狭窄、阻塞或支气管哮喘、慢性阻塞性肺疾病等。

（2）肺部疾病：肺炎、肺不张、肺栓塞、肺水肿、弥漫性间质性肺疾病等。

（3）胸壁、胸廓、胸膜疾病：胸膜炎、严重胸廓畸形、胸腔积液、气胸等。

（4）神经肌肉疾病：脊髓灰质炎病变累及颈髓，急性多发性神经根、神经炎和重症肌无力累及呼吸肌。

（5）膈肌运动障碍：膈肌麻痹、大量腹腔积液和末期妊娠。

2. 循环系统疾病 常见于各种原因所致的左心衰竭、右心衰竭、心脏压塞等。

3. 神经精神因素 脑出血、脑外伤、脑肿瘤等疾病，引起呼吸中枢功能障碍和精神因素导致呼吸困难，如焦虑症、癔症等。

4. 血液病 常见于重度贫血、高铁血红蛋白血症等。

5. 中毒 糖尿病酮症酸中毒、吗啡类药物中毒、有机磷农药中毒、氰化物中毒等。

三、发生呼吸困难我们该怎么办

1. 若呼吸困难为异物阻塞气道引起窒息，须立即进行海姆立克急救法抢救，如若不会，可拨打120，在专业人士的指导下进行抢救。

2. 在精神极度紧张或者与别人吵架后，突发呼吸困难伴抽筋或者晕厥，可能是精神紧张或者癔症引起。了解发病的心理因素，予以开导，不要讽刺、嘲笑，亲切安慰。如果发作频繁，到医院请心理医生进行心理治疗。

3. 如果数天来咳嗽、咳痰，现在发生呼吸困难，可能是慢性支气管炎或者慢性阻塞性肺疾病，建议医院救治，吸烟者需要戒烟。

4. 接触花粉或者服用一些药物、食物后出现呼吸困难，可能为过敏反应或者支气管哮喘，尽快脱离过敏原或者停药，去看医生。以后要避免接触这类食物或者药物。

5. 在半夜里发生呼吸困难，咳出白色泡沫或粉红色的痰，可能是心衰引起肺水肿，让患者安静地直坐在椅子上（如有条件，可以吸氧）并等待救护车到来，尽快送至医院。

6. 呼吸困难是在卧床养病期间或者长时间坐火车、飞机后发生，可能是肺栓塞，尤其是咳嗽、咯血的患者，建议尽快到医院就诊。因为患者要经过相关检查明确诊断，给予抗凝治疗。

7. 患者如在采石场、矿场工作，经常咳嗽，咳出黄绿色或灰色痰，发生呼吸困难，可能是肺尘埃沉着病（又称尘肺）。建议医院就诊，行胸部 CT 等相关检查，必要时换职业，吸烟者需要戒烟。

小贴士

　　呼吸困难是健康问题的一个警告信号，需要立即就诊及时治疗。一旦出现呼吸困难即前往医院就诊，由医生进行相关处理。需要立即就医的情况包括：①呼吸困难伴发胸痛、恶心等；②呼吸困难伴有意识障碍；③呼吸困难在短时间内得不到改善，病情恶化；④急性重度呼吸困难伴有窒息感、濒死感。

（李　萍）

第四节　胸痛如何急救

情景再现

　　老王，肥胖，以前患有"三高"（高血压、糖尿病、高脂血症）和冠心病。现已退休，退休后没有了原来规律的作息，每天和同为退休人员的老伙计老张打麻将，难以自拔。四年前，单位组织的查体心脏彩超提示：心室壁运动异常；冠脉成像提示：左室供血的主要血管狭窄。于是入院后在冠脉造影下植入了一枚支架，术后医生嘱咐一定要按时吃药……老王1个月前因为有了新牌友，麻将室去得更频繁了，"忙到"阿司匹林和氯吡格雷都忘记买，抱着侥幸心理的老王，干脆也就不吃了。两周前开始出现压榨性心前区疼痛伴呼吸困难，并传导至颈部和左臂，每次在服用硝酸甘油后缓解，老王也就没当回事。2小时前老王突发胸痛，程度比上回住院前还重，感觉恶心和呕吐，浑身大汗，服用硝酸甘油无效。

及时送医后，老王十分焦虑，心里觉得这回没救了。医生听完他的描述后，第一时间做了心电图，结果提示：ST段抬高，并紧急抽血检查。医生进一步仔细询问了老王平日的生活习惯以及他的用药情况，第一时间考虑到了急性冠脉综合征、急性心肌梗死的可能，并紧急请了心内科专科医生会诊，老王再次出现胸痛，复查心电图ST段抬高，心肌损伤指标较前明显升高，遂紧急送到介入导管室，进行了急诊介入手术。

一、什么是胸痛

"胸痛"一词，可能是大家对具体症状（例如"我有胸痛"）的一种描述。事实上，大家对于"胸痛"的范围有着不同的理解，对范围比较广泛的解释是包括上腹部，即脖颈以下、双侧胁肋以上。对于"疼痛"，每个人的描述也具有差别，个别人甚至不是"疼痛"。这使得"胸痛"这一定义在就诊的每个患者中存在不确定性。

一项研究表明，每年在非外伤急诊科就诊的成年人数中，胸痛占9%～10%（2007—2008年有550万就诊者）。在这些因胸痛就诊的人数中，13%诊断为急性冠脉综合征，可归类为"严重的心血管疾病"（包括急性冠脉综合征、急性心肌梗死、肺梗死和主动脉夹层）者，高达54%。

普通门诊就诊的人数，其中胸痛百分比（1%～2%）较小，大部分的病因是肌肉骨骼或胃肠道疾病。

二、哪些疾病可能导致胸痛

1. 胸痛的急性发作可由多种疾病引起，有些疾病甚至会威胁生命。因此，作为患者，不仅需要了解出现何种症状应该就诊，还需要了解哪些疾病是可能出现且较为致命的，将胸痛的这些信息在问诊时准确传达给医生，有助于接诊医生第一时间排除出现急性胸痛的 5 种最常见、威胁生命的疾病，这 5 种疾病为：

（1）急性冠脉综合征，包括急性心肌梗死。

（2）主动脉夹层。

（3）肺栓塞。

（4）心脏压塞。

（5）张力性气胸。

2. 如果出现胸痛症状的人不是自己，是周围的行人、同事等，那我们普通人应立即进行一般外观的评估，以确定患者是否危重。如果患者出现面色苍白、出汗、焦虑和意识模糊等症状，则需要立即引起注意。对于现场发现患者自主呼吸消失、大动脉搏动消失，我们应当立即开始心肺复苏，并及时拨打120 并携带 AED（如果有），持续心肺复苏并同时等待医护人员到场。现场医护人员会根据复苏情况及临床症状判断，是否需要高级生命支持。

三、通过询问来快速判断是否需要就医

询问重点应放在快速、准确地判断当前胸痛发作的特点。应通过简洁的问答来收集重点病史的以下几个方面：表现、质量、放射、症状及时间。此种用循证医学引导询问病史的方法，可以提高对急性心肌梗死的诊断。

快速判断胸痛特征的方法：

1. **表现** "你在做什么的时候开始痛的？"（运动 / 负荷的情况下还是休息 / 睡眠时）

2. **质量** "你怎么形容这种痛？"缺血性疼痛的典型描述是"压榨性"，而"尖锐"（刀割样）疼痛不是急性心肌梗死的典型疼痛。如果以前患有冠心

病，这时的疼痛程度比之前心绞痛更重？或与既往心梗时的疼痛性质类似？

若疼痛与呼吸有关，深吸气时或者用力呼气时疼痛明显，这类疼痛则是胸膜性的，如肺炎炎症后期的渗出以及胸膜炎等。通常其他胸膜性疼痛，具有一定位置性，通过触诊可重复出现。

3. **痛感** "痛点在什么地方？""疼痛放射到别的地方去吗？"如果疼痛放射到肩或上臂很可能是缺血性；但如果疼痛剧烈，并且放射到后背，应考虑主动脉夹层的可能。

4. **症状** "有没有出汗或气短？"如果患者疼痛剧烈伴有大汗，应警惕缺血性疾病，比如急性冠脉综合征的可能。如果出现气短、口唇发绀、胸痛咯血等症状，应考虑存在肺栓塞的可能。

5. **时间** "疼痛持续多长时间？"这将会帮助高危患者的识别。

冠心病这类缺血性疼痛，通常是几分钟内的递增型疼痛，有些患者通过口服速效救心丸或者硝酸甘油后，疼痛改善或者消失，也间接说明存在缺血性疼痛（尤其是冠状动脉）的可能；突然发生剧烈疼痛，伴阵发性加剧，应想到主动脉夹层，需要及时就诊，必要时拨打 120。通常如果疼痛在 30 分钟以上持续不缓解，并出现晕厥、浑身湿冷等，提示可能是急性心肌梗死。

四、出现胸痛后应该怎么做

1. 疼痛性质如果为持续性，则应尽早就医，如存在有既往冠心病病史的，在口服硝酸甘油后症状无缓解，更应该尽早就医。就医时，第一时间表明自己以前有冠心病病史，并且已口服速效救心丸、硝酸甘油且无效。可要求医护尽早完善心电图及心肌损伤标志物的抽血检查。

2. 如疼痛呈持续性，部位位于胸骨后，性质剧烈，既往曾患有高血压，而且未规律服用药物，应警惕主动脉夹层。在第一时间描述完症状后，医生有可能建议你第一时间完善心电图及心肌损伤标志物（其目的在于与急性冠脉综合征鉴别）、完善心脏彩超（重点关注主动脉弓水平）、完善胸部 CT（与气胸鉴别，同时在医疗条件有限的地区可初步筛查主动脉），在有条件的医疗场所第一时间开展主动脉全段血管造影（用于明确诊断及制定后期手术方案）。

3. 如果医生已确定为胸痛的 5 个最常见威胁生命的病因之一，则会为你制定紧急的治疗方案，这里进行简单介绍：

（1）ST 段抬高心肌梗死需要快速重建冠脉血流（如静脉溶栓治疗或经皮冠状动脉介入治疗）。非 ST 段抬高心肌梗死，应先进行内科治疗，包括阿司匹林、氯吡格雷、他汀类药物和低分子肝素皮下注射等抗凝治疗。

（2）心脏压塞，则需要进行心包穿刺术。

（3）主动脉夹层根据分型不同，需要紧急联系心血管外科会诊，选择手术或介入治疗。

（4）张力性气胸，需要立即穿刺减压后放置胸腔闭式引流管。

（5）肺栓塞的患者，应进行全身性抗凝血治疗，除非有禁忌，例如近期有活动性出血征象。对于已有血流动力学异常（血压不稳或无法维持）的患者，应尽早根据危险分级，适时行溶栓治疗；对于合并出血（消化道、颅内、呼吸道等）的患者，溶栓治疗应权衡利弊后选择。

（赵翊迪）

第五节　休克如何急救

情景再现

炎热的夏天，又到了一年一度的毕业季，大学的时光总是美好而短暂，同学们有的在忙碌着找工作，有的准备继续攻读研究生，每个人都在为自己的未来前程奋斗着。毕业季怎么能少得了毕业聚餐，有三五好友相聚，也有宿舍小聚，当然更少不了班级聚餐，即将毕业的研究生小莫最近这几天可真是一场接一场的饭局。

这天，小莫正和宿舍好友在外面吃着烧烤，聊着天，隐隐地感到自己的肚子有点疼痛，当时畅聊正酣，也没在意。晚上回去小莫就出现了恶心、呕吐、拉肚子，为水样便，测体温为38.2℃。小莫喝了些退热药，体温下降了，肚子也不再疼痛了。此后几天，小莫仍有些拉肚子，但肚子不疼，偶尔还有发热，吃退热药体温就下来了。因小莫最近几天忙着办理毕业相关手续，觉得偶尔拉肚子也不是大问题，没再注意。

连续几日的忙碌，再加上不规律的饮食，小莫再次出现拉肚子，达数十次，为水样便，而且出现发热，测体温达到39.0℃。小莫除了拉肚子，还特别恶心，喝水都想吐，赶紧服用了退热和止泻的药物。然而，小莫的情况越来越严重，小莫感到手足湿冷，反应也迟钝了，意识逐渐模糊，宿舍人员发现小莫情况不好，赶紧打120送到医院。经过一整夜积极抢救，小莫的病情终于稳定了。医生告诉大家，小莫送来的时候已经"休克"了，幸亏及时送医了，再晚后果不堪设想。小莫就是拉肚子、发热，怎么会出现这么严重的疾病，"休克"又是什么疾病呢？会有哪些危害？

一、什么是休克

休克是由于各种致病因素（例如消化道出血、中暑、严重吐泻、大面积烧伤、大面积心肌梗死、严重感染、严重过敏等）作用引起的有效循环血容量急剧减少，导致器官和组织有效循环灌注不足，致使组织缺氧、细胞代谢紊乱和器官功能受损的综合征。

血压降低是休克最常见、最重要的特征。

二、休克有哪些表现及危害

（一）休克的症状

1. **休克早期** 患者可表现为精神紧张或烦躁、面色苍白、心动过速；测血压可能正常、略降或轻度升高。

2. **休克中晚期**　患者可出现神志淡漠、反应迟钝、神志不清甚至昏迷、口唇发绀；严重时全身皮肤明显发绀，四肢湿冷，血压测不出。

（二）休克的危害

1. 休克发生会使机体产生一系列变化，最主要的是脏器缺血、缺氧。

2. 休克长时间存在，会导致心脏、肺脏、大脑、肾脏、肝脏、胃肠多个脏器的损伤，时间越长、损伤越重。

三、休克发生时怎么办

1. 保持冷静，家庭有制氧机可以吸氧；卧床，能平躺的患者保持头低脚高，下肢抬高 20°～30°；不能耐受平躺的患者，可半卧位或者坐位。

2. 意识清醒、精神状态尚可的患者，可由家属送至医院。

3. 若患者出现烦躁、意识模糊，甚至昏迷等情况，紧急拨打 120，等待 120 救护；等待救援中，对于意识障碍的患者，保持呼吸道通畅，有呕吐的患者，头部偏向一侧，清理呕吐物，防止误吸。

4. 若患者出现心搏骤停，立即行心肺复苏。

5. 尽可能给医生提供详细的病史，让医生获得多的信息，尽快判断出休克的原因，及早针对病因治疗。

（牛泽群）

第六节　高血压如何急救

情景再现

某互联网公司研发部门高级工程师小穆，最近工作上喜事连连，团队耗时 3 年研发的新产品，获得国家科学技术进步奖一等奖，被专家鉴定为具有国际领先水平的软件。小穆自己也因在团队中表现优异，公司给他升职并奖励了丰厚的奖金。都说人逢喜事精神爽，小穆这几天神采奕奕、春风得意，每日和朋友同事觥筹交错。然而，天不遂人愿，不久之后，就听说小穆因为"脑出血"住院治疗了，虽经积极抢救治疗后，病情稳定了，但左侧上肢、腿都不能活动了，留下了后遗症，以后需要漫长的康复锻炼。大家都为小穆的遭遇感到惋惜，大好的前程就这样停滞了。小穆为什么会突然发生脑出血，这真是意外吗？不，原来一切有迹可循。

时间回到3年前，小穆经常出现头晕、头痛，有时还会心悸、失眠等，一开始以为是工作太累导致，因为那时正在研发一款新的软件，不分白昼地忙碌，熬夜是家常便饭。小穆经常头晕、头痛，影响了正常工作，小穆这才去医院看病。在医院，医生详细询问了他的症状，并进行检查，测量血压为152/95mmHg，医生之后又开了一些检查，包括动态血压监测等，最后确诊为高血压，并且给他制定了降压方案，叮嘱他购买家庭血压计，并按时监测血压，定期门诊随诊，看降压药物用得是否合适。

小穆在心理上接受不了他得了高血压，因为他年纪轻轻，这是老年人才得的病，肯定是那段时间他太累了，没休息好导致的。他还想到医生说降压药需要终身服用，他更是忐忑，害怕降压药物产生副作用，坚决不能让自己依赖降压药物，吃了几次降压药物后，便不再服用，更没有监测过血压了。然而，就是因为这样错误的观念，导致他在事业的上升期，发生了这样的悲剧。那么什么是高血压呢，平常生活中我们又需要注意些什么呢？接下来，我们逐一道来。

一、什么是高血压

18岁以上成年人，医院内测量：收缩压（平日测量血压的高压）≥140mmHg和/或舒张压（平日测量血压的低压）≥90mmHg。

家庭自行测量：收缩压 ≥ 130mmHg 和 / 或舒张压 ≥ 80mmHg。（图 2-12、图 2-13）

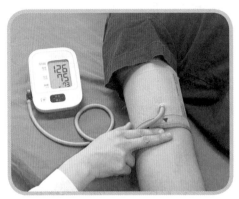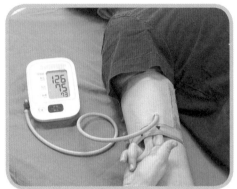

图 2-12　测量血压时袖带的位置　　　　图 2-13　测量血压时袖带的松紧

以上均是在没有服用降压药物的情况下；如果患者有高血压病史，目前正在服用降高血压药物，即使血压低于 140/90mmHg，仍诊断为高血压。

二、高血压有哪些表现

（一）症状

1. 大多数症状不明显，通常在体检或因其他疾病就诊时发现。

2. 有的患者可出现头痛、头晕、后颈部疼痛，还有的可出现记忆力减退、耳鸣、情绪波动等。

（二）并发症

1. 我国高血压最常见的并发症是脑血管并发症，如脑出血、脑梗死及高血压脑病，严重危害身体健康。

2. 累及眼底血管时可出现视力进行性减退；肾脏受累，可出现肾功减退，甚至肾衰竭，严重者需要透析维持。

三、高血压在生活中需要注意的问题

1. 改善生活方式

（1）合理饮食：减少食盐（钠）摄入，多食用富含钾的水果（香蕉、橘子等）和蔬菜（油菜、香菇等）；减少脂肪摄入。

（2）戒烟、戒酒：如果平时吸烟的患者，要考虑远离烟草；如果平时喝酒，要考虑减少饮酒或者戒酒。

（3）控制体重：体重减轻可增加降压药物效果，从而有利于控制血压，同时也能减少糖尿病、高脂血症等疾病的发生。

（4）适当运动及保持良好情绪：每天根据自身情况适度运动，可使血压下降，体重减轻；保持良好的情绪，避免焦虑，保证充足的睡眠，这些都有利于血压下降。

2. 服用降压药物的注意事项

（1）应根据医生开具的降压药物每天规律服用；一般服用降压药物应在晨起，若是需要一天两次的，可放在早、晚各服用一次。

（2）服用降压药物期间，要在家自行监测血压，尤其刚开始服用降压药物，要严密监测，不要随意停用降压药物。

四、高血压急症、并发症出现怎么办

1. 突然出现头晕、头痛、恶心、呕吐、视物模糊，应警惕血压急剧升高，保持冷静，自我监测血压，并联系家属及拨打120急救。

2. 出现肢体偏瘫、剧烈胸痛、意识障碍等严重并发症，需要紧急拨打120。等待救援中，对于意识障碍的患者，保持呼吸道通畅，有呕吐的患者，头部偏向一侧，清理呕吐物，防止误吸。

（牛泽群）

第七节　烧伤如何急救

小明今年大一，他决定利用暑假参加勤工俭学，于是在一家餐饮店打工，不慎将一盆热油淋在了手臂上。

小明感觉非常疼痛，热油接触过的皮肤迅速出现红肿，并出现水疱，他的老板见状马上让小明用水冲洗手臂，建议他按照偏方涂上一些牙膏，宽慰他不要紧。

小明是个年轻人，害怕留下伤疤，于是还是赶到医院接受治疗。在医院烧伤科，医生们首先清洗了创面，但是由于牙膏附着在创面上，给清洗工作带来了巨大的困难。其后，小明虽然在医院接受了正规的治疗，但是仍有部分创面留下了瘢痕。

一、什么是烧伤

烧伤在日常非常常见，其本质是蛋白质变性。轻微的烧伤一般预后良好，不会留有严重并发症；大面积的烧伤，需要紧急救治。那么，我们在日常生活中遇到烧伤，该如何判断和处理呢？

我们需要注意，烧伤一般都有比较明确的热源接触史，而有时这种热源却比较隐蔽，比如"暖宝宝"、USB 取暖设备等。

（一）烧伤深度怎么判断

我们要注意烧伤的表现，而这些表现及症状也可以帮助我们进行烧伤深度分级（表 2-1）。

表 2-1 烧伤深度分级表

烧伤深度	皮肤性状	感觉	预后	瘢痕
I°	红斑状、干燥	烧灼感	3～7天脱屑痊愈	不留瘢痕,短期内有色素沉着
浅Ⅱ°	局部红肿,水疱形成,创面红润、潮湿	疼痛明显	如不感染,1～2周愈合	一般不留瘢痕,多数有色素沉着
深Ⅱ°	也可有水疱,创面微湿,红白相间	痛觉迟钝	如不感染,3～4周修复	通常会有瘢痕
Ⅲ°	无水疱,蜡白或焦黄色,干燥如皮革	痛觉消失	需切痂、植皮、皮瓣移植或截肢	

注:目前中华医学会推荐将深达肌肉、骨骼和关节的烧伤列为Ⅳ°。

相信大家看到表格就能对烧伤深度做一个初步的判断,并且对创面是否留疤有了一个初步的了解。大家也能看到,想要不留疤或是尽快痊愈,很重要的条件就是不能感染,因此,大家在烧伤后还是需要到医院就诊的。

(二)烧伤面积怎么判断

烧伤面积的计算有中国九分法,这里有个医学生考试常用的顺口溜:头颈三三三(发、面、颈3%),上肢五六七(双手5%、前臂6%、上臂7%),前后十三下面一(前后躯干各13%,会阴部1%),双臀五双足七(双臀5%,双足7%),小腿十三大二一(双小腿13%,双大腿21%)。儿童因为头大下肢小,因此头颈部面积百分比(%)=9+(12-年龄),双下肢面积=46-(12-年龄)。

通过烧伤深度判断以及面积评估,有助于我们快速明确病情状况,做到及时就医。

(三)吸入性损伤是什么

在烧伤中还有一种比较特殊的情况,常见于火灾中,也就是吸入性损伤,习惯称之为呼吸道烧伤。这种情况不仅可以导致呼吸道的烧伤,还可以因烟雾中的化学物质导致局部腐蚀和全身中毒。因此,在火灾现场,及时判断吸入性损伤是非常重要的。

如何确定是否受到了吸入性损伤呢？可以通过以下 3 点判断：

1. 火灾现场相对密闭，例如仓库等通风条件不佳的场所。

2. 咳出黑灰色的炭末状物质，呼吸困难。

3. 面、颈、口鼻周围有较深的烧伤，或是鼻毛烧伤，声音嘶哑。

二、发生烧伤后应如何处理

以我们日常最为常见的热力烧伤为例，例如火焰烧伤、热水／油烫伤。在烧伤出现后，我们应该首先远离热源，比如发生火焰烧伤，应尽快脱去着火衣物，或者用不易燃材料如大衣、毛毯、被子等迅速覆盖，使其与空气隔绝，或者用水浇灭火焰避免继续燃烧加重伤情。如果发生热液烫伤，应迅速脱去被热液浸湿的衣物。迅速逃离现场，如火灾现场或热水池等。

其次，需要尽快接受冷疗，可以用冷水冲洗或者浸泡，这样可以减少创面残余热力继续损伤，防止创面加深，还可以减轻疼痛。一般使用清水（低于15℃）持续冲洗创面30分钟至1小时，以疼痛显著减轻为准（图2-14）。

然后可以清洁覆盖，可以用清洁的毛巾、纱布覆盖创面。切忌涂抹有颜色的药物，如红药水、紫药水等，也勿轻信生活经验或秘方，如涂抹牙膏、酱油、麻油、草药、香灰等。因为这些可能会影响医生判断病情，也可能导致伤情加重，使部分可能自愈的创面无法自愈。

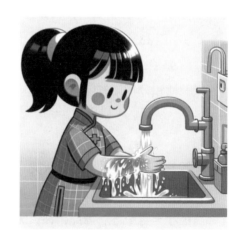

图2-14 用冷水冲洗烧伤部位

其他的烧伤类型我们会在后面介绍。

三、什么时候需要紧急送医或拨打 120

烧伤面积大的伤员（儿童 > 5% 体表面积，成人 > 10% 体表面积），需要立即向医院转运。如自行前往医疗机构，且路程较长、用时较多的情况下，可考虑少量多次给予口渴的伤者饮用淡盐水（例如一次 100ml，每小时 2 ~ 6 次）。切忌一次大量给予，避免引起呕吐，进而导致误吸，也不宜饮用大量清水。

注 轻微烧伤可以在简单处理后自行前往医院就诊，接受专业的处理和建议，大家一定要遵照医嘱用药哦！

（古长维）

第八节　意外事故如何急救

意外事故急救是一种紧急处理措施，旨在为受伤或突发疾病的人提供初步的治疗和护理，以防止病情恶化并减轻疼痛和伤害。下面是一个关于意外事故急救的故事。

情景再现

有一天，小明（文中主人公均为化名）在上学的路上，突然听到一声尖叫，他转过头，看到一个人躺在地上，旁边是一辆翻倒的自行车。小明快速跑过去，发现伤者头部受伤，血流不止。

小明首先拨打了 120 急救电话，告诉调度员伤者的位置和情况。然后他取出口袋中的干净手帕，把伤者的头部伤口压住，避免血流得过多。他还在旁边守候，直到救护车和医护人员到来。在等待的过程中，小明还向路人借来手机，拍下伤者的照片和事故现场的照片，以便后续调查和记录。

救护车到达后，医护人员迅速对伤者进行了初步检查和治疗，然后把他放在担架上，送往医院进一步治疗。

一、什么是意外事故

意外事故是指在日常生活或工作中，因各种不可预见、不可抗拒或不可控制的因素导致的人员伤亡、财产损失或环境破坏等不幸事件。这些事件通常是突发的、不可预测的，并且可能对人们的生命和财产造成严重威胁。

意外事故可以发生在任何时间、任何地点，涉及各个领域，如交通事故、火灾、爆炸、中毒、溺水、触电、机械伤害等。它们可能由人为因素、自然因素或技术因素等多种原因引起（图2-15）。

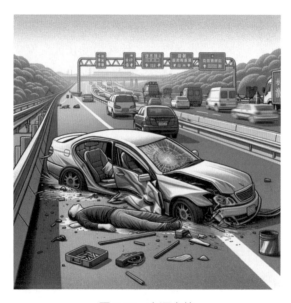

图 2-15　交通事故

二、遇到意外事故怎么办

如果遇到意外事故时，首先要保持冷静，不要惊慌失措。在施救时，要确保环境和自身安全，沉着应对。根据事故的类型和严重程度，采取不同的应对措施。

1. **火灾** 迅速找到安全出口，沿着疏散指示标志逃离火场。如果火势较小，可以使用灭火器或灭火器材进行灭火；如果火势较大，应立即报警并等待救援。

2. **交通事故** 如果发生交通事故，应立即停车并查看是否有人员受伤。如果有人员受伤，应立即拨打急救电话并等待救援。同时，要保护现场，避免其他车辆再次发生事故。

3. **触电** 如果发生触电事故，应立即切断电源或用绝缘物体将触电者与电源分离。如果触电者出现昏迷、呼吸停止等症状，应立即进行心肺复苏并拨打急救电话。

4. **中暑** 如果发生中暑事故，应立即将中暑者转移到阴凉通风处，解开衣物，用湿毛巾擦拭身体以降低体温。如果中暑者出现昏迷、抽搐等症状，应立即拨打急救电话并等待救援。

三、遇到意外事故时，应注意些什么

1. 不要破坏现场，以便后续的事故调查和处理。

2. 如果有人员受伤，应立即拨打急救电话并等待救援。在等待救援的过程中，可以进行简单的急救处理，如止血、包扎等。

总之，遇到意外事故时，要保持冷静并采取正确的应对措施，以减少人员伤亡和财产损失。同时，也要注意保护现场并及时报告事故情况。

（王立明）

第九节　救命利器——自动体外除颤器的使用指南

自动体外除颤器（AED）是救命的小工具，它通过向心脏传递电能来纠正心律失常，可以帮助恢复心搏骤停患者的心跳和呼吸。AED由三部分组成：一个控制面板、一对电极片和一个内部的"大脑"。

一、什么时候使用 AED

AED 用于处理心搏骤停紧急情况。判断是否需要使用 AED 很简单：

1. 当有人突然倒地，失去意识，摇晃并大声呼喊他 / 她的名字，观察是否有反应。

2. 检查患者是否正常呼吸。如果没有反应且没有呼吸或只有间歇性呼吸，那么可能需要使用 AED。

二、AED 的使用流程是什么

（一）确定现场安全及呼叫 120

1. **确认环境安全**　确保周围没有危险，例如火源或大量水。如果有其他人在场，让他们帮确认环境是否安全。

2. **呼叫 120**　呼叫 120 并提供准确的位置信息。如果有其他人在场，让其中一人去呼叫 120。

（二）AED 的使用流程

1. **打开 AED 并按照指示操作**　按下 AED 上的开关，它会发出声音和显示图示，指导您下一步应该做什么。

2. **患者的准备**　暴露患者的胸部，确保没有衣物或物体遮挡。

3. **贴上电极片**　取出电极片，按照图示将它们贴在患者的胸壁上。一个电极贴在患者的右上胸部，另一个电极贴在左胸侧。确保电极片与皮肤紧密接触。

4. **停止心脏按压** 在 AED 进行心脏分析之前，确保没有人接触患者，并停止对患者进行心脏按压。

5. **按下电击按钮** 根据 AED 上的指示，按下电击按钮（有些设备可能会自动进行电击）。确保所有人远离患者，以免受到电击。

6. **继续按照指示操作** 根据 AED 的指示，继续按照设备的要求进行心肺复苏（CPR）和除颤。AED 会告诉您何时进行心脏按压和人工呼吸，跟随指示进行操作。

7. **继续操作直到 120 到达** 继续按照 AED 的指示进行操作，直到 120 到达现场并接管治疗为止。

小贴士

1. 以上流程仅为一般指导，不代表特定的 AED 型号。在实际使用时，应仔细阅读并遵循所使用 AED 设备的说明书和指示。

2. 在使用 AED 之前，呼叫 120 非常重要。

（潘龙飞）

第十节　海姆立克急救法如何操作

气道异物阻塞会导致窒息的紧急情况发生，如不紧急处理，往往会危及生命。海姆立克急救法是一种简便有效的抢救食物、异物卡喉所致窒息的急救方法。通过给膈肌下软组织以突然向上的压力，驱使肺内残留空气形成气流快速进入气管，去除堵在气道内的食物或异物。在面对气道异物阻塞时，正确的应急处理和自救措施至关重要。以下是应急处理与自救指南。

一、如何判断气道异物阻塞发生

气道异物阻塞发生具有一些特殊的表现，可以帮助判断是否为气道异物阻塞发生：

1. **气道部分阻塞者**　能用力咳嗽，但咳嗽停止时出现喘息声。

2. **气道完全阻塞者**　不能说话、不能呼吸、不能咳嗽，面色、口唇青紫、失去知觉，出现窒息痛苦样表情，并用典型的"V"字手法掐住自己的颈部，此即海姆立克征象（图2-16）。

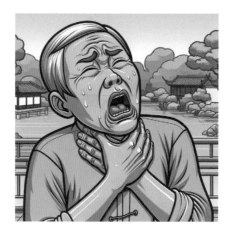

图 2-16　气道异物阻塞

二、如何处理成人气道异物阻塞

气道部分阻塞者，鼓励自主咳嗽、咳出异物，若不能咳出或是发生气道完全阻塞者，应立即实施海姆立克急救法急救。

（一）腹部冲击法（海姆利希手法）

1. **保持冷静**　尽量保持冷静，安慰他的情绪。

2. **站于身后方施救**　施救者站于他的身后，用双臂环抱其腰部，将其身体前倾，口部打开（图2-17）。

3. **"剪刀、石头、布"定位法** "剪刀"即两指，位于肚脐上两横指的距离；"石头"即拳，一拳置于两横指之上；"布"即掌，另一掌包裹住拳（图 2-18）。

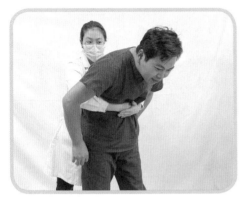

图 2-17 站身后方施救

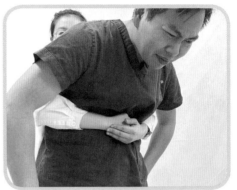

图 2-18 剪刀石头布定位法

4. **向内上方冲击** 快速用力向上、向内反复冲击直至异物被排出。

（二）自行腹部冲击法（自救法）

1. **自行徒手冲击** 利用"剪刀、石头、布"法模拟施救者的手法，自行进行腹部冲击（图 2-19）。

2. **借助周围固定物冲击** 若自行冲击效果不佳，应迅速将上腹部轻压于椅背、桌沿、护栏或其他硬物上，然后用力冲击腹部，重复动作，直至排出。（图 2-20）

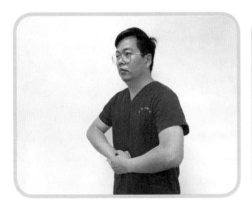

图 2-19 自行徒手冲击

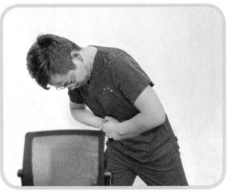

图 2-20 借助周围固定物冲击

（三）胸部冲击法

如果处于妊娠末期或过度肥胖时，施救者无法用双臂环绕其腰部，可使用胸部冲击法代替腹部冲击法。

1. **环抱胸部**　施救者站在患者身后，双上肢放于患者腋下，将患者胸部环抱。

2. **胸骨中线下压**　一只手握拳置于胸骨中线处，另一只手握住拳头向后冲击，直至把异物排出。

三、如何处理婴儿气道异物阻塞

对于 1 岁以下的婴儿使用拍背、压胸法。

1. **拍背法**　施救者取坐位，将患儿置于施救者的前臂上，身体前倾，口部打开，用另一手的掌根部在婴儿背部肩胛区用力叩击 5 次。

2. **压胸法**　将婴儿翻转过来，将其仰卧于另一手的前臂上，仍保持头低位，实施 5 次胸部按压，按压部位位于两乳头连线中点处。

重复以上过程，直至异物被排出。

小贴士

1. 对于失去意识者，应先立即实施心肺复苏，并拨打 120。

2. 实施海姆立克急救法之后，需要及时就医，接受进一步检查。

（柏　玲）

第十一节　夏日的中暑防治指南

中暑就是身体在太阳底下暴晒太久，或在高温、高湿、不通风的环境中，导致体温调节失常的问题（图 2-21、图 2-22、图 2-23）。严重中暑包括热痉挛、热衰竭和热射病。中暑一旦发生，可能危及生命，因此应及早采取应对措施。

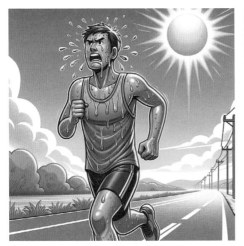

图 2-21　暴晒中暑

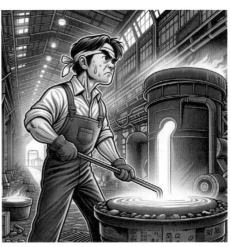

图 2-22　高温作业中暑

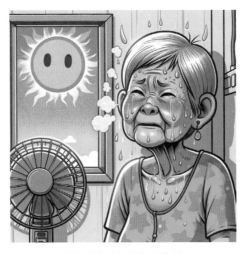

图 2-23　室内高温中暑

一、如何判断是否中暑？

1. **留意身体感觉**　如果你出现头晕、头痛、恶心、呕吐等症状，可能是中暑的迹象。

2. **观察皮肤**　观察皮肤是否变得通红、热乎乎、干燥，或出现异常的出汗情况。

3. **测量体温**　用体温计测量体温，如果超过37.8℃，可能是中暑的征兆。

二、中暑的处理流程

1. **快速转移到阴凉、通风的地方**　赶紧把中暑者移动到阴凉通风的地方，比如室内空调房间或树荫下，避免太阳直射。如果没有空调，可以用风扇或其他通风设备增加空气流动。

2. **解除过热衣物**　帮助中暑人员脱掉多余的衣物，尤其是厚重或紧身的衣服，这样可以帮助身体散热。

3. **降低体温**

（1）使用冷水或湿毛巾：用冷水冲洗中暑者的身体，特别是脖子、手臂、腿部和面部。或者可以用湿毛巾敷在脖子、腋窝和腹股沟等大动脉旁边，这样有助于降低体温。

（2）冷水浸泡：如果可能，可以把中暑者的身体部分（比如脚或手）浸泡在凉水中，这样有助于散热和降低体温。

（3）冰袋敷在重要部位：用毛巾包裹冰袋或冷冻物品，然后放在中暑者的颈部、腋窝、腹股沟和太阳穴等地方，帮助降低体温。

4. **补充水分和电解质**　给中暑者喝足够的水。可以喝一些淡盐水或含有电解质的饮料。但要避免饮用咖啡或酒精饮料，以免导致脱水。

5. **观察症状变化**　注意观察中暑者的症状变化，包括意识水平、呼吸频率和心率等。如果症状恶化或出现严重症状，如意识模糊、抽搐、呼吸急促或心率异常，应立即呼叫120。

三、如何预防中暑

1. **补充水分** 多喝水，保持身体充足的水分。尤其是在户外活动时，要经常喝水。记得不要喝含咖啡因或酒精的饮料，因为它们会导致脱水。

2. **避开高温时段** 尽量避免在高温时段进行户外活动，特别是在炎热的午后时段。

3. **穿着适宜的衣物** 选择透气、宽松和浅色的衣物，戴上帽子和太阳镜，保护皮肤不受阳光直接暴晒。

4. **寻找阴凉地方** 尽量待在阴凉和凉爽的地方，比如室内空调房间；在户外活动时，尽量待在树荫下或有遮蔽物的地方。

5. **注意饮食** 均衡饮食，多吃水果、蔬菜和清汤，这些食物含有丰富的水分和电解质，有助于保持体液平衡。

通过采取预防措施，我们可以有效避免中暑的发生。

（潘龙飞）

第十二节　横纹肌溶解的应急处理与自救指南

横纹肌溶解是常见的过度锻炼（动感单车、马拉松长跑等高强度运动）后遗症。其起病急骤，伴随有酱油色尿、肌肉疼痛、乏力、肿胀、恶心、呕吐，严重可出现意识模糊等。

一、如何判断横纹肌溶解

常急性起病，可以根据它特有的一些特征做出判断：

1. **肌肉酸痛** 是超过运动极限（如超长时间的动感单车、马拉松长跑等）后会出现肌肉酸痛，进而肌肉溶解、肌肉坏死后，乳酸堆积所致。

2. **疲乏无力**　肌肉坏死后，会感觉全身倦怠、没有力气。

3. **酱油色尿**　肌纤维坏死、肌肉细胞溶解后，肌红蛋白释放出来，进入血液中并随后出现在尿中。

4. **其他症状**　发热、恶心、呕吐、胸闷、气短、休克。

二、横纹肌溶解的自救与施救流程

（一）自救流程

1. 尽可能找到诱因，脱离诱因。

2. 立即休息、大量饮水。

3. 避免肌肉按摩、挤压。

（二）施救流程

1. **脱离诱因**　如运动过度所致，停止运动；药物导致，停用药物；高热所致，立即降温等。

2. **大量饮水**　肌肉溶解后蛋白进入血液，有可能导致肾小管阻塞，发生急性肾衰竭，大量饮水增加肾血流量、尿量，利于肌红蛋白排出。

3. **家庭备用药物**　口服补液盐。

4. **注意其他全身症状**　注意意识情况，若无尿、胸闷、气短，请立即就医。

---

1. 注意尽量避免过度运动，高温高湿环境下尽量避免户外活动。

2. 出现肌肉酸痛应大量饮水。

3. 若出现酱油色尿、胸闷、气短或无尿，应立即就医。

（孙江利）

第十三节　癫痫发作的应急处理与自救指南

癫痫是一种神经系统疾病，特征为反复的癫痫发作，由大脑神经元异常放电引起，导致脑部功能紊乱。在面对癫痫发作时，正确的应急处理和自救措施至关重要。以下是应急处理与自救指南。

一、如何判断癫痫发作

癫痫发作具有一些特殊表现，可以帮助判断是否为癫痫发作：

1. **突然的意识丧失**　人突然间变得茫然、目光呆滞，好像不知道周围在发生什么。

2. **抽搐或不自主的动作**　身体忽然抽搐或做出奇怪的动作，可能有口吐白沫或流口水的情况。

3. **失去肌肉控制**　有时候肌肉会变得异常僵硬或松弛，导致姿势不正常或身体某部位僵直。

4. **异常感觉或情绪**　有时候会有异常感觉，比如嗅觉、视觉或听觉上的改变，可能还伴随情绪不稳定或情绪失控。

二、癫痫发作时的自救与施救流程

（一）自救流程

1. **保持冷静**　如果你自己癫痫发作，尽量保持冷静，集中注意力，控制呼吸。

2. **寻找安全环境**　找个安全的地方，避免受伤。躺下来，把锐利的东西移开，确保自己不会碰到危险物品。

3. **不要强行阻止抽搐**　不要试图阻止抽搐或限制运动。确保周围安全，避免碰撞或受伤。

（二）施救流程

1. **保护头颈部** 确保患者的头部处于安全位置，可以用柔软的东西（如折叠的衣物）垫住头部，避免碰到硬物导致二次伤害。

2. **清理周围环境** 把危险物品（如桌子、椅子等）移到一边，确保周围环境安全，为患者提供足够空间，避免碰撞或受伤。

3. **不要强行阻止抽搐** 不要强行阻止患者抽搐或限制患者运动，重要的是保护患者，而不是强行控制抽搐，否则可能导致骨折、关节脱位等伤害。

4. **注意舌头咬伤** 如果患者咬到舌尖，避免强行分开牙齿，以免造成口腔或颌部伤害。发作结束后，如果患者咬到了舌尖，用温盐水漱口，保持口腔清洁。

5. **呼吸判断** 观察患者的呼吸情况，如果呼吸困难或停止，立即呼叫120，并在等待120到达之前尽量保持患者的呼吸道畅通。

6. **处理呕吐** 如果呕吐，使患者侧卧，防止呕吐物阻塞呼吸道，确保呕吐物能自行排出。

---

1. 注意护理时间 记录发作时间，若发作持续超过五分钟或连续发作多次，立即呼叫120。

2. 如果患者呕吐物无法排出，出现呼吸停止甚至心搏骤停，应立即实施心肺复苏，同时呼叫120。

3. 最重要的是保持冷静，并确保患者的安全。若自己或他人经历了癫痫发作，请及时就医咨询专业医生，以进行进一步的诊断和治疗。

（潘龙飞）

第十四节　小儿热性惊厥的应急处理

热性惊厥是指在发热状态下（肛温 ≥ 38.5℃，腋温 ≥ 38℃）出现的惊厥发作，是儿童时期常见的神经系统疾病之一。其患病率为 3% ~ 5%，发作多见于 6 月龄至 5 岁儿童，其发生与发热、年龄、遗传因素、感染等密切相关。热性惊厥属于儿童急症之一，由于其突发性，家属在热性惊厥发作时因为采取不恰当的或过分积极的处理手段，造成患儿的二次损伤，同时家属会产生焦虑、担忧的情绪，会对热性惊厥的复发与预后存在疑惑。因此正确的应急处理和自救措施至关重要。以下是应急处理与自救指南。

一、如何判断小儿热性惊厥

小儿热性惊厥有以下特点，可以帮助判断：

1. 在发热过程中，尤其体温快速上升中出现。

2. 突然出现牙齿紧闭、四肢或全身抽搐，同时呼叫不醒，或伴有程度不一的双眼上翻、口吐白沫等。

3. 有些伴有大小便失禁。

4. 年龄多为 6 月龄至 5 岁儿童。

5. 一次病程中大多只出现一次。

二、小儿热性惊厥发作时的自救与施救流程

施救原则：保持呼吸道通畅，防止误吸及窒息。

1. 让患儿平卧在地板或床上，远离尖锐、坚硬的物品。

2. 在头和身体下放置软的被褥，防止磕碰损伤。

3. 可以解开衣领，保持呼吸通畅。

4. 将患儿的头偏向一侧，以防呕吐物或分泌物造成误吸。

5. 尽量保持环境的安静、通风。

6. 尽可能记录患儿抽搐的时间。

7. 如其他看护者有手机等电子设备，可以进行拍摄录像。

8. 一般惊厥持续时间为 1～3 分钟，不要着急搬动患儿，避免窒息。若抽搐时间较长，应立即拨打 120，及时送急诊就医。

三、施救禁忌

1. 不要强行撬开嘴巴，容易造成牙齿和软组织损伤，甚至气道阻塞导致窒息。

2. 不要向患儿嘴巴里塞异物，如毛巾、汤匙、筷子，还有你的手。

3. 惊厥发作时，牙齿通常是紧闭的，极少有患者"把舌头咬掉"，最多导致少许舌尖或口腔黏膜损伤，一般并无大碍。

4. 不要按压人中、虎口，操作不当更容易导致皮肤损伤、气道不畅。

5. 不要在惊厥发作时，或刚刚停止后，立即喝水服药，易导致误吸，造成窒息。

6. 不要按压、捆绑、摇晃患儿的身体，让患儿自己恢复，强行约束容易造成骨骼、肌肉或软组织损伤。

7. 不要为了降温，而在惊厥时将患儿放入浴缸或用凉水擦拭。

8. 不要穿过多衣物或用被子捂盖，防止体温进一步升高。

单纯性的小儿热性惊厥长期预后良好，对智力、学习、行为均无影响。

随着年龄的增长和大脑发育逐步健全，一般不会再发生。需警惕小儿热性惊厥持续状态、复杂性热性惊厥等具有复发或存在继发癫痫高风险的患儿，建议到儿科神经专科进一步评估。

（张　岚）

第十五节　高热怎么处理

我们每个人都经历过发热，很多疾病都可以引起发热。发热是一种症状，指的是在各种因素作用下导致体温调节出现障碍，体温升高且超出正常范围。其中高热可能会对人体造成危害，以下是应急处理与自救指南。

一、如何判断是高热及危害

1. 正常成人体温一般为 36~37℃，按发热的高低（以水银温度计口腔测量为准）可分为：①低热：37.3~38℃；②中等度热：38.1~39℃；③高热：39.1~41℃；④超高热：41℃以上。

2. 体温超过 39.1℃就称之为高热，我们就要及时采取措施。

3. 高热会导致全身乏力、肌肉酸痛、头痛，严重时甚至出现抽搐、昏睡及昏迷等（图 2-24）。

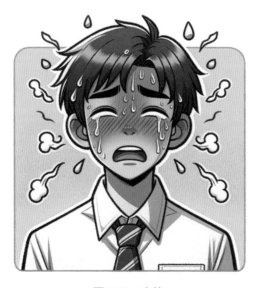

图 2-24　高热

二、高热发作时自救流程与施救流程

（一）自救流程

1. 保持充足的水分摄入　若自行监测体温出现高热，要保证充足的水分摄入，避免脱水。

2. 退热药物的应用　成人可口服布洛芬、对乙酰氨基酚；肛塞药物如双氯芬酸钠。使用退热药物时，要保证摄入充足水分，避免脱水。

3. 监测体温变化　自行监测体温，若出现高热，应每小时监测体温，观察体温趋势。

（二）施救流程

1. 持续高热的降温处理　持续高热时，除了应用药物，还可以帮助患者在额头、肘窝、腘窝等部位用温毛巾擦洗，增加散热；或者用毛巾包裹冰袋物理降温。

2. 注意保证水分摄入　高热时要保证充分的水分摄入，如果胃肠反应比较大，出现恶心、呕吐，应警惕脱水，并及时就医。

3. 精神状态要注意　高热严重时可以出现抽搐、昏睡甚至昏迷，如果发热时精神状态萎靡，及时就医；出现抽搐时，嘴里可以放软毛巾，避免咬舌，保持呼吸道通畅，同时拨打 120 送医。

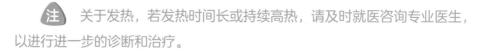

注　关于发热，若发热时间长或持续高热，请及时就医咨询专业医生，以进行进一步的诊断和治疗。

（冯　辉）

第十六节　孕妇发热怎么办，可以用药吗

怀孕本来是很幸福的一件事，沉浸在即将为人母的喜悦中的孕妈妈，突然发现自己发热了，是真的病了吗？怎么办呢？可以用药吗？怎么用药？孕妈妈们不要慌，下面给大家讲解。

一、如何判断是不是发热

1. 发热是指体温 > 37.3℃，但剧烈运动、劳动或进餐后，女性月经前及怀孕时，24 小时内下午体温可略高于正常值，但波动范围 < 1℃。发热是怀孕期间的常见症状，约有 1/5 的孕妇在怀孕时至少经历一次发热（图 2-25）。

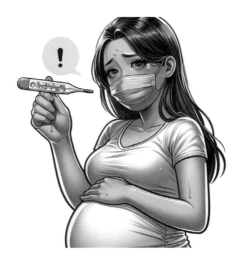

图 2-25　孕妇发热

2. 通常将发热程度分为：低热 37.3 ~ 38℃；中等度热 38.1 ~ 39℃；高热 39.1 ~ 41℃；超高热 41℃以上。怀孕期间发热可对胎儿产生不利影响，需要进行全面系统的评估和判断、识别病因并采取恰当有效的措施进行处理，以减少胎儿并发症。

二、如何识别怀孕期间发热的病因

发热的病因可大致分为感染性发热和非感染性发热。

（一）什么是感染性发热

常见感染性发热包括细菌、病毒、衣原体、支原体、立克次体、螺旋体、真菌、原虫、蠕虫等感染。病毒性感染约占感染性发热的 11%～17.1%，往往具有一定的自限性（即不需要治疗可自行好转），一般自限性时间 1～2 周，如＞2 周，应警惕合并细菌感染或其他并发症。

（二）什么是非感染性发热

非感染性发热，如结缔组织病是近年来逐渐引起重视的一组疾病，包括系统性红斑狼疮、成人斯蒂尔病（Adultonset Still's disease，AOSD）、多发性肌炎和结节性多动脉炎等。怀孕时合并结缔组织病，可导致孕妇和胎儿发生严重并发症，应当引起警惕和重视。此外，甲亢、功能性低热、过敏、恶性肿瘤、中枢神经系统性疾病、创伤、术后吸收热等，都可引起非感染性发热。

三、怀孕期间发热可以用药吗

发热治疗的根本是病因治疗。怀孕期间低热和中等度发热，应动态观察体温、多饮水、注意休息，同时积极就医查找病因；高热和超高热应立即就医，在查找病因的同时，在医生指导下予以积极降温和对症处理，从而稳定病情和缓解痛苦。如果是必须应用药物的孕妇，需要了解一下用药原则和药物的危险分类。

（一）怀孕期间发热的用药原则

1. 孕妇发热后需要药物治疗时，一定是在积极就医后，具有明确用药指征，根据医生的医嘱进行服药。

2. 怀孕早期（12 周内）是胎儿发育的重要时期，对药物高度敏感，非常容易导致胎儿畸形，甚至流产。所以这个时期孕妇用药要特别谨慎。

3. 能少用的药物绝不多用，可用可不用的药物尽量不用或少用。

4. 尽量避免联合用药、避免应用新药、避免孕妇自己应用偏方或秘方，这些都有可能对胎儿产生未知损害。

5. 用药时应注意说明书里"孕妇慎用、忌用、禁用"的字样。应尽量选择对胎儿无损害或影响小的药物。

6. 中成药的说明书大多比较简单，许多说明书中未设"孕妇用药"项，因孕妇用药的利弊难以权衡，应谨慎用药，确保用药安全。

（二）药物致畸危险度分类

美国食品药品监督管理局把药物致畸危险度分为 A、B、C、D、X 5 大类。

1. A 类最为安全，经大量严格的对照研究，动物和临床数据未显示对胎儿有危害的药物，如氯化钾、枸橼酸钾等（应用时要注意用量，遵医嘱）。

2. B 类为动物实验显示无风险，但没有对人体存在风险证据的药物，如青霉素类和头孢菌素类等。

3. C 类为动物实验显示有风险，但未开展临床研究，风险不能排除的药物，此类药物只有在仔细权衡孕妇和胎儿的利弊后方可应用。

4. D 类为药物上市前、后资料均证实对胎儿有危害，须权衡利弊使用的药物，如抗结核药、抗精神病药、抗凝剂、抗甲状腺药等。

5. X 类为在动物、人体试验中，或药品上市前后的研究资料中，均证实严重危害胎儿健康，是孕妇禁用的药物，如氨甲蝶呤、环磷酰胺、白消安、三甲双酮等。

四、如何预防发热

（一）重视孕前体检

怀孕之前应体检，尤其是一些有基础疾病的待孕女性，如甲亢，须经过系统治疗，病情稳定后再受孕。

（二）合理健康饮食

怀孕期间，孕妇应注意营养均衡，合理补充营养，多饮水，多吃蔬菜水果，避免因营养不良导致免疫力低下。切忌偏食或暴饮暴食，忌吃生冷、辛辣刺激的食物。

（三）保持良好的生活卫生习惯

规律作息，保证充足的睡眠；适当做一些轻松的运动如散步，保持心情的愉悦；保持室内通风，尽量避免去人多、不通风的场所；经常更换被褥，并做好床单、衣物的清洁消毒工作，避免细菌滋生、繁殖，衣服、被子要勤于晾晒。

（四）衣着适度

关注气温的变化，及时增减衣物，避免受凉或中暑。

（高彦霞）

第十七节　孕妇抗感染药物的选择

感染是孕妇常见疾病之一。孕期是一个特殊的时期，尽量避免使用抗感染药物，若必须使用，最好请医生评估后使用。

一、整个孕期都不能用药吗?

不同孕期用药风险是不一样的，分为以下三种情况：

1. **不敏感期**　从末次月经第一天开始计算，末次月经后 14～28 天，即妊娠 3～4 周（受精后 1～2 周）。这个时期药物对胎儿的影响是"全或无"：要么胚胎因为药物的影响而死亡（流产），要么胎儿未受到药物的影响，一般不会导致胎儿畸形。

2. **敏感期**　妊娠的 5～10 周（受精后 3～8 周）。这个时期胎儿的大脑、心脏等重要器官都在分化和形成。这时用药特别危险，容易发生严重畸形，应尽量避免使用药物。

3. **低敏感期**　妊娠 11～40 周（受精 9 周后到出生前）。这个时期脏器仍在发育和成熟，用药应十分谨慎，药物可能影响器官的进一步发育和功能，比如精神发育和生殖功能。

二、孕期使用抗感染药物有哪些注意事项呢？

1. 孕妇用药须考虑获益与风险，如必须用药时，应在医师、药师的指导下使用，不可自行用药。

2. 应考虑药物对孕妇和胎儿的影响，慎重、合理选择药物。

3. 能用一种药物就不用多种；能用疗效肯定的药物就不用对胎儿影响尚不明确的新药。

4. 能用小剂量就不用大剂量；把握疗程，及时停药。

5. 对于局部感染，如毛囊炎等，尽可能选择乳膏等局部涂抹的药物。

6. 若病情需要，必须应用对胎儿有害的药物时，应请医生评估，先终止妊娠再用药。

三、孕妇如何选择抗感染药物呢？

（一）孕妇可选择的抗感染药物

1. 青霉素类（××西林）、头孢菌素类（头孢××）：该类药物主要作用于细菌细胞壁。由于人体细胞没有细胞壁，所以对人体毒性最小，不致胎儿畸形，但须关注过敏反应。

2. 大环内酯类（红霉素、阿奇霉素）、克林霉素、磷霉素等安全性也较高，可用于孕妇。

（二）孕妇应尽量避免使用的抗感染药物

1. **四环素类（如四环素、米诺环素、多西环素）** 这类药物在孕早期使胎儿四肢发育不良；孕中期会影响胎儿牙齿发育，故整个孕期应避免使用。

2. **氨基糖苷类（庆大霉素、链霉素、妥布霉素等）** 影响胎儿听力，严重时引起耳聋，应避免使用。

3. **磺胺类（含磺胺二字）** 该类药物可导致新生儿黄疸。

4. **喹诺酮类（××沙星）** 动物试验中发现可影响软骨发育，一般不建议孕妇使用。

（三）孕妇应禁止使用的抗感染药物

利巴韦林！利巴韦林！利巴韦林！重要的事情说三遍！该药对胎儿有明确的致畸作用，可引起畸形、流产或死胎，一定要注意！具体情况包括：

1. 已经怀孕的妇女禁用利巴韦林。

2. 计划怀孕的妇女及其丈夫备孕期间禁用利巴韦林。

3. 开始利巴韦林治疗前，一定确认没有怀孕。

4. 女性在使用利巴韦林期间，直至停药后的 9 个月内均应避免怀孕；使用利巴韦林的男性，其妻子在男性停用利巴韦林 6 个月后方可怀孕。

5. 使用利巴韦林期间至少使用两种有效避孕措施，每月做一次妊娠检查。

6. 孕妇如不慎使用，务必请专业医生或药师评估，必要时终止妊娠。

（蔡　艳）

第十八节　过敏反应的应急处理与自救指南

过敏反应是免疫系统对物质产生的异常反应，即免疫系统对某种通常无害的物质产生相对过度的反应，从而导致身体出现一系列不适症状的现象。严重过敏反应是一种速发、可全身多系统受累并危及生命的超敏反应，第一时间肌内注射肾上腺素，是致死性严重过敏反应唯一的救命手段。以下是应急处理与自救指南。

一、过敏反应的症状和体征

过敏反应的症状取决于过敏物质、接触方式和个体差异，以下是一些常见的过敏反应体征和症状：

1. **皮肤**　瘙痒、红斑、皮疹、荨麻疹（风团），眼部瘙痒、麻木、流泪等，严重者可出现面部、眼睛、嘴唇或喉咙肿胀（图 2-26）。

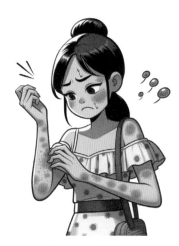

图 2-26　过敏

2. **呼吸、循环系统**　打喷嚏、鼻塞、鼻痒、流涕、咳嗽、胸闷、哮喘等。严重的过敏反应还可能引起呼吸急促、气喘、低氧血症、脉搏弱而快、低血压，甚至休克等。

3. **消化系统**　恶心、呕吐、腹痛、腹泻等。

4. **泌尿生殖系统**　尿频、尿急、尿痛、排尿困难等。

5. **神经系统**　注意力不集中、情绪波动、头痛、头晕，甚至晕厥或昏迷等。

二、过敏反应的自救与施救流程

（一）自救流程

1. 保持冷静、停止接触过敏原。

2. 坐位或平卧位、抬高双腿，呼叫救援。

（二）施救流程

1. 与患者待在一起。

2. 立即除去过敏原：如果已知过敏原，应立即停止接触。

3. 保持冷静，寻找过敏反应迹象。

（1）皮肤黏膜组织受累（如全身荨麻疹、瘙痒、嘴唇肿胀）。

（2）呼吸系统受损（如呼吸困难、气喘、支气管痉挛、喘鸣、低氧血症）。

（3）血压降低或相关症状（如肌张力减退、晕厥、尿失禁）。

（4）持续性胃肠道症状（如腹痛、呕吐）。

（5）如有呼吸或循环问题，给予肌内注射肾上腺素。

（6）呼叫救援。

（7）平卧，双腿抬高（或抬腿坐直）。

小贴士

1. 如出现过敏反应，尽量脱离过敏原。

2. 若出现气短、呼吸困难等严重过敏症状时，需及时附近就医或拨打120。

3. 高危人群，建议可自备肾上腺素注射液，和针管，并且学习如何正确使用。

（吕俊华）

第十九节　急性荨麻疹的应急处理与自救指南

荨麻疹俗称"风疹块"，是常见的过敏性疾病。急性荨麻疹起病往往很急，患者会突然感觉皮肤瘙痒，瘙痒部位很快会出现大小不等的红色风团。以下是应急处理与自救指南。

一、如何判断急性荨麻疹

急性荨麻疹常急性起病，可以根据它特有的一些特征做出判断：

1. **致敏物质多样化**　常会因进食、接触过敏物质引起，也可由使用某些药物引起。

2. **皮肤各种形态"风团"**　突然会自觉皮肤瘙痒，很快在瘙痒部位出现大小不等的红色风团，可呈圆形、椭圆形或不规则形，可孤立分布或扩大融合成片，表面凹凸不平。

3. **"风团"变化及持续时间**　"风团"会在数分钟至数小时内变为红斑并逐渐消失，不留痕迹；皮损时间一般不超过 24 小时，但新"风团"可此起彼伏，不断发生。

4. **其他可能出现的一些症状**　心慌、恶心、呕吐、发热，甚至出现呼吸困难、窒息以及休克。

二、急性荨麻疹的自救与施救流程

（一）自救流程

1. 尽可能找到致敏原，脱离致敏原。

2. 不要抓挠皮肤及热水烫洗。

3. 清淡饮食，避免剧烈运动。

4. 如果出现胸闷、气短等不适，立即就医，拨打 120。

（二）施救流程

1. **脱离致敏原**　如果判断出"风团"是急性荨麻疹，尽可能帮助患者明确致敏原，并脱离致敏原。

2. **清淡饮食**　不要让患者摄入刺激性和易造成过敏的食物，如动物性蛋白（鱼虾、蟹贝、肉类、牛奶、蛋类）、蔬菜（番茄、菠菜和豌豆）及水果（芒果、猕猴桃及香蕉）等。

3. **家庭备用药物**　外用药物夏季可选用止痒液、炉甘石洗剂；冬季则选有止痒作用的乳剂（苯海拉明霜）；口服药物可以服用氯雷他定片、盐酸西替利嗪片。

4. 注意其他全身症状　患者有心慌、恶心、呕吐及胸闷、气短等症状，应及时就医；尤其要观察患者呼吸情况及血压情况，如果患者出现烦躁、呼吸困难及血压下降应立即呼叫120。

注

1. 注意规避可疑致敏原。只要是可疑的致敏原都应规避，因为接触后可能会造成更严重的过敏反应。

2. 除了要观察"风团"的大小及变化，还应注意其他全身症状，尤其要关注血压及呼吸情况，尤其有血压下降及呼吸困难患者，及时拨打120等待急救。

3. 急性荨麻疹治愈后，有再次发生的可能，反复发作的患者请及时就医咨询专业医生，以进行进一步的诊断和治疗。

（牛泽群）

第二十节　头晕、眩晕怎么办

头晕和眩晕往往是一种症状性表现，而不是一个独立的疾病。那么何为头晕？何为眩晕？头晕可表现为头昏、头胀、头重脚轻、头脑不清晰；而眩晕是指天旋地转的感觉，感到自身晃动、周围房子景物旋转，可伴恶心呕吐，严重时面色苍白、出冷汗（图2-27）。许多急慢性疾病均可引起头晕、眩晕，因此如何快速识别哪种头晕、眩晕并判断是否需要立即就诊至关重要。

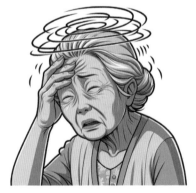

图 2-27　头晕

一、如何判断头晕或眩晕发作

休息时（多于晨起时）或活动中突然出现头昏、头胀、头重脚轻或者感觉房子、天花板在转动，不能睁开眼睛、走路不稳的情况，甚至伴有恶心、呕吐、心慌、出冷汗的症状，我们称之为头晕或眩晕发作。

二、头晕和眩晕发作时的自救和施救流程

（一）自救流程

1. **保持冷静**　如果你自己出现了头晕或眩晕发作，尽量保持冷静，不要慌张，先安静休息。

2. **寻找安全环境**　头晕或眩晕发作时，首先找个安全的地方（就近），停止正在进行的事情，如果你本身患有糖尿病或者高血压，在情况允许时可自测血糖、血压。

3. **尽量减少走动及头部转动**　避免因为眩晕摔倒或碰撞引起不必要的受伤。

（二）施救流程

1. **确保环境安全**　将患者置于安全环境中，减少搬动，避免引起头晕再次发作。

2. **监测血压、血糖**　如果既往有糖尿病、高血压的患者，可帮助其测血压、血糖，如果为低血糖或者血压升高，可吃糖或者口服降压药物。

3. **判断有无其他情况**　通过简单对话判断患者神志、言语及四肢活动情况，观察周围有无药瓶、酒瓶以判断患者是否口服药物或者过量饮酒。

4. **及时就医**　若患者头晕持续不缓解或者加重、频繁发作性眩晕，甚至意识模糊，需要及时就医。

三、哪些是需要紧急就医的头晕和眩晕

1. 当无明确原因突然出现头晕、眩晕的症状，且持续不缓解时须立即就医，尤其在合并高血压、糖尿病等心血管疾病危险因素的老年人中，须同时关

注血压、心率、呼吸等生命体征的平稳。

2. 头晕伴有肢体活动障碍、饮水呛咳、吞咽困难、共济失调等神经功能缺损症状时，须及时就医。

3. 近期有脑外伤或者脑出血、颅脑术后的患者出现头晕也应提高警惕，及时就医。

四、不同症状的头晕和眩晕就诊时应如何选择就诊科室

1. **急危重症患者**　建议发病后直接于急诊就诊。

2. **老年人**　近来间断头晕、持续不缓解，甚至加重时，建议于神经内科就诊，同时完善颅脑 CT、颅脑 MRA 及对比增强磁共振血管成像（ce-MRA）。

3. **因高血压控制不佳出现的头晕**　建议就诊于心血管内科。

4. **呈发作性、与体位变化有关、可伴有感冒受凉病史、听力下降等症状**　建议到耳鼻喉科或者神经内科就诊。

5. **身心疾病者**　建议到心理精神科就诊。

（杜　双）

第二十一节　头痛了怎么办

常言道："头痛不是病，疼起来真要命！"那什么是头痛呢？头痛是指头颅内外各种性质的疼痛。头痛是一种常见临床症状，发生率很高，但特异性不强，其原因可见于多种疾病：有全身疾病感染引起的头痛；有脑炎或脑出血等颅内病变引起的头痛；也有神经官能症、精神紧张、过度疲劳引起的头痛。当出现头痛时，我们应该认真分析原因，排除高危风险，及时治疗（图 2-28）。

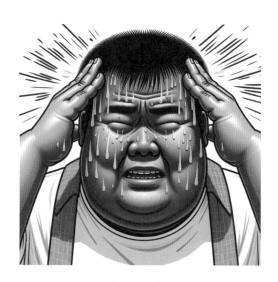

图 2-28　头痛

一、原发性头痛

一般来说，大多数头痛，常令人感到不舒服，但都不会有太严重的危险，又称为原发性头痛，对于这部分人来说，首先可以采取以下措施干预：

1. **充分休息，放松身心**　充足的睡眠可改善焦虑，缓解精神紧张、疲劳状态。可以在安静、光线柔和的房间休息，听舒缓的音乐，也可以欣赏优美的风景，保持良好的心态，让全身肌肉放松，让情绪稳定平和。

2. **测量体温和血压**　发热伴头痛，可能与上呼吸道感染有关，所以要测量体温，如体温正常则可排除许多头痛的病因。当血压控制不佳时，可导致头痛，不论有没有高血压病史，均需要测量血压。此两项检查简单、便捷，适宜居家进行。

3. **轻柔按摩**　轻揉双侧太阳穴、额头、后枕部，以及肩颈部。也可请家人帮忙，轻轻地捏压，每次 15 秒之后松开，反复 3～5 次。

4. **热敷与冷敷**　用热敷或者冷敷的方法，从而达到缓解头痛的效果。热敷时可以将毛巾放入热水中拧干，然后敷在面部、头颅周围及颈后，来回搓擦，这样做可以让局部血液加速循环，改善头痛症状。冷敷也可减轻头痛，可根据患者情况具体实施这两种方法，效果大致相同。

5. **服用止痛药物**　通过上述措施仍无法缓解头痛的，可以选择止痛药物控制或缓解症状。常用的非处方药有布洛芬、对乙酰氨基酚等。如果从未经过诊治，用药只能是在临时情况下偶尔为之，通过药物缓解后，还要及时去医院就诊。

二、继发性头痛

前面我们说，普遍存在的头痛中，大多为原发性，但是还有一定比例的头痛是躯体器质性疾病的临床信号或者表现，即所谓的继发性头痛，这种头痛患者必须要到医院就诊，否则可能带来严重后果。一般可以先看急诊内科，查明原因并做相应处理。

那么，头痛患者在什么情况下需要上医院呢？

1. 头痛伴发热、脖子僵硬、有恶心、呕吐、视物模糊等。

2. 视物旋转、肢体活动障碍等。

3. 说话含糊不清、言语不利、听不懂别人的话等。

4. 肢体麻木、无力、口眼歪斜等。

5. 突然发生剧烈头痛，如脑袋开裂样，或者说是难以承受的疼痛，影响生活或者工作。

6. 伴有精神症状或者理解力、记忆力、计算能力下降，反应迟钝等。

7. 既往有慢性头痛，此次疼痛性质、部位及程度有改变。

8. 有过外伤史。

9. 持续性头痛不能缓解。

以上情况可千万不能忍，必须及时就诊。

（樊　媛）

第二十二节　心悸了怎么办

心悸是由于人们主观感觉上对心脏跳动的一种不舒服的感觉，当心脏收缩过强、心脏跳动过快、过慢或其他心律失常时，均会出现心悸的症状，有时也会被描述为"心慌""心乱""心脏停搏感"等不适（图2-29）。

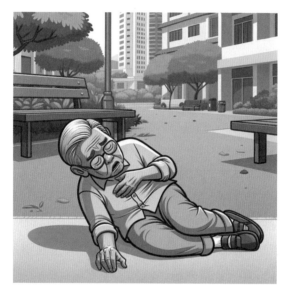

图 2-29　心悸

一、如何判断心悸发作

当出现以下症状时，需要警惕心悸发作：

1. 突然觉得心脏跳动过快、过慢。

2. 体力活动、情绪激动等状态下出现呼吸困难、胸闷、胸痛、心慌。

3. 平时心动过缓者，出现黑矇、晕厥等症状。

4. 出现焦虑、失眠、多汗、头痛、耳鸣、记忆力减退等神经衰弱表现，多见于青年女性。

二、心悸发作的自救与施救流程

（一）自救流程

1. 保持冷静　停止手头工作或活动，找个舒适、安静的地方坐着或躺下。

2. 放松身体　可以通过深呼吸、吸氧等方式缓解紧张情绪，以减轻心脏负担。

3. 切忌盲目服药　错误用药可能会加重心律失常程度，应到规范的医疗机构就医。

4. 求救意识　数数自己的脉搏、测量血压，如果出现心率过快、过慢、不齐，血压过高或过低，应拨打120紧急就医。

（二）施救流程

1. 舒缓心情　安抚患者的情绪，避免情绪过于激动，保持周围环境安静，开窗通风、疏散人群等措施保持患者呼吸顺畅。

2. 针对发作诱因　如果心悸是在剧烈运动、情绪激动、喝咖啡、大量饮酒浓茶后出现，大多属于正常生理反应，仅需协助患者安抚情绪后大多可缓解。

3. 根据伴发症状判断　如果心悸时同时伴有胸闷、胸痛、呼吸困难、黑矇、晕厥等症状，应观察患者的呼吸情况，保持呼吸道通畅，必要时进行胸外心脏按压，直至120救援到达现场。

4. 询问病史　对曾有心律失常、心脏疾病的患者，协助患者测量脉搏次数及节律，判断是否为再发，并协助患者口服相应药物，若持续不缓解，应协助患者就医。

（李小杜）

第二十三节　过度换气是什么

过度换气综合征是急性焦虑引起的生理、心理反应，发作时患者会感到心动过速、心悸、出汗，因为感觉不到呼吸而呼吸急促，导致体内二氧化碳不断被排出，造成体内二氧化碳浓度过低，引起继发性的呼吸性碱中毒等症状，如手脚麻木、面部发麻，严重时可出现四肢抽搐。

一、如何判定过度换气

1. 发生发作性呼吸急促，伴胸部紧缩感或胸闷、胸痛、濒死感，因感到恐惧后从而更加用力呼吸，造成恶性循环。

2. 健康人群多于情绪激动后出现呼吸过速，继而出现全身或四肢、面部、手足、口唇异常麻木感。

3. 发生手足紧张性抽搐，严重时可表现为战栗、震颤、局部肌肉抽搐、四肢强直、无力等。

4. 多数人可出现头痛、头晕，少数患者出现晕厥、头晕及恐惧不安等。

二、如何快速缓解症状

1. 给予心理疏导。若是因情绪激动、焦虑发作导致呼吸增快，尽量安抚患者情绪，指导患者放缓呼吸节律，深长呼吸，也可以转移患者注意力，减轻患者焦虑程度，大多数健康人群可通过心理疏导终止过度呼吸，从而缓解症状。

2. 给予物理疗法。为提高血液二氧化碳浓度可用纸袋或长筒袋罩住口鼻，以减少患者二氧化碳的呼出，从而达到缓解症状的作用。

3. 对于一些有基础疾病的患者，特别是神经系统疾病的患者，要观察患者意识变化：若出现呼之不应，应立即前往医院或呼叫 120；若出现呕吐症状，应将头偏向一侧，以免出现因呕吐物堵塞呼吸道而出现窒息的情况。

4. 严重的患者，可出现手脚麻木、抽搐，甚至出现"鸡爪样"，也可前往医院就医，用药物缓解症状。

（张静静）

第二十四节　呕吐和腹泻该怎么办，需要注意哪些问题

呕吐是通过胃的强烈收缩，迫使胃或部分小肠内容物经食管、口腔而排出体外的现象。呕吐前常伴随恶心、上腹部不适及迷走神经兴奋如皮肤苍白、出汗、血压降低及心动过缓等。腹泻指排便次数增多，粪质稀薄，每日 3 次以上，或每天粪便总量大于 200g，其中粪便含水量大于 80%，通常急性腹泻病程小于 14 天。

一、呕吐和腹泻常见原因

（一）呕吐常见原因

1. **感染性疾病**　常见的有急性胃炎、急性胆囊炎、急性阑尾炎、肠梗阻等。

2. **中枢神经系统性疾病**　常见的有原发性神经系统疾病，如脑出血、颅脑损伤；某些药物不良反应，如抗生素、抗肿瘤药物等；中毒，如重金属、农药中毒等；精神疾病，如厌食症等。

3. **前庭神经相关疾病**　如前庭神经炎、晕车、晕船等。

（二）腹泻常见原因

1. **感染性疾病**　常见的是由细菌、病毒、真菌、原虫等病原体感染所致。

2. **非感染性疾病**　常见的有中毒，如化学物质及植物中毒所致腹泻等。

3. **其他**　过敏、服用某些药物、某些内分泌疾病。

二、呕吐和腹泻怎么办

（一）病因治疗

大部分急性呕吐和腹泻是病原微生物所致，因此需要针对病原体进行治疗。一般病毒感染所致的腹泻多为自限性疾病，常常对症治疗即可，而细菌感染所致的腹泻须加用头孢类或喹诺酮类抗生素。

（二）对症治疗

1. 补液治疗　一般出现呕吐及腹泻时会丢失大量的水分，因此要及时补充水分及电解质，也可口服补液盐进行治疗。对于儿童及老人，大量的呕吐及腹泻可能出现严重脱水，须及时就医，静脉补充液体及电解质。

2. 药物治疗

（1）收敛药、胃黏膜保护剂：如碱式碳酸铋片、蒙脱石散。

（2）肠道菌群调节剂：可调节肠道菌群常用的药物有双歧杆菌、枯草杆菌二联活菌、地衣芽孢杆菌活菌、布拉氏酵母菌等。

（3）解痉镇痛药物：如山莨菪碱、间苯三酚、阿托品等。

三、如何预防

呕吐和腹泻最常由细菌、病毒的毒素引起，两者都是由于进食被病原微生物污染的食物所致，所以预防重点是防止"病从口入"。

1. 注意饮食卫生，不饮生水；生、熟食物分开；不吃剩的食物；食用生食时要煮熟。

2. 饭前、便后洗手。

3. 清洁环境，灭蝇、灭蟑。

4. 减少与腹泻患者的接触，不要共用餐具。

四、就医时须向医生提供的病史

1. 呕吐、腹泻发生的具体情况，如每日几次、每次呕吐及排泄量、呕吐物性状（味道、颜色）、大便性状（成形、不成形、稀糊状、水样）、大便颜色（黄色、黑色、红色、绿色）等。

2. 伴随症状，如发热、头晕、心悸、出汗、少尿、皮肤黄染、意识障碍以及腹痛（腹痛位置、程度、性质、缓解方式）。

3. 不洁饮食史（进餐时间、地点、可疑食物等）。

4. 外出旅行史。

5. 既往其他病史。

6. 特殊用药史。

（张　瑞）

第二十五节　支气管哮喘的应急处理

情景再现

凌晨三点，急促的手机铃声响起，电话那头，护士说120送来患者，是张奶奶。72岁的张奶奶是我们急诊室的"常客"，支气管哮喘病史40多年，这次来端坐呼吸、烦躁、大汗淋漓。经积极处理，张奶奶症状很快缓解，慢慢平静下来。那么，支气管哮喘是什么疾病，可以治愈吗？下面我们来介绍。

一、什么是支气管哮喘

支气管哮喘简称哮喘，是一种气道慢性炎症性疾病，呼吸系统常见病。特征为反复发作的喘息、气短、胸闷或咳嗽等，常在夜间或凌晨发作或加重，多数可自行缓解或经治疗后缓解。哮喘虽不能根治，但长期规范化治疗可达到良好或完全的临床控制。

二、如何判断哮喘急性发作

喘息、气短、胸闷或咳嗽等症状突然发生或症状加重，可能预示急性发作的风险。常因接触变应原，如花粉、尘螨、油漆等刺激物或治疗不当引起。

三、如何评估急性发作时的严重程度

哮喘急性发作时轻重不一，病情加重可在数小时或数天内出现，偶尔可在数分钟内危及生命。急性发作时严重程度可分为4级，轻度、中度、重度和危重。在评估时候，主要看四点：一看气短情况、二看体位、三看讲话方式、四看精神状态。

轻度：步行、上楼感气短，平卧休息没问题，说话流畅连成句。

中度：稍微活动感气短，坐着比较舒服点，说话常常有中断。

重度：休息时也气短，端坐呼吸，单字说话都困难，常有烦躁伴大汗。

危重：反应迟钝，叫不醒。

四、哮喘急性发作时如何紧急处理

1. 轻度，自我处理，每次2~4喷沙丁胺醇气雾剂，间隔3小时可重复，直到症状缓解。若症状缓解不显著，建议及时就医。

2. 重度至危重度须尽快就医，就像前面故事中的张奶奶，凌晨三点发作，端坐呼吸、烦躁，就属于重症，急诊予以沙丁胺醇和布地奈德持续雾化，静脉应用茶碱、激素，经过持续吸氧等治疗，症状很快缓解。

3. 对于哮喘患者来说，明确引起哮喘发作的变应原或其他非特异性刺激因素，脱离并长期避免接触这些危险因素，才是防治哮喘最有效的方法。

（孙宝妮）

第二十六节 咯血的应急处理

情景再现

深夜，急诊接诊了一位 30 多岁的年轻女性，只见她神色慌张、眉头紧皱，我还没开口，她竟哭了起来："大夫，我咳嗽，咳出血了，这是拍的照片，是不是得了治不好的病？你快救救我……"经历新冠病毒感染的你，有没有此经历？带你了解咯血那些事。

一、什么是咯血

喉及喉部以下的呼吸道任何部位的出血，经口腔咯出称为咯血。需要注意的是，口腔涌出血液可不都是咯血，口腔、鼻腔、上消化道的出血也经口腔排出。咯血多伴随咳嗽、胸闷等，颜色鲜红，血中混有痰、泡沫等。

二、咯出的血来自哪里

有人可能认为咯血是把肺"咳破了"，当然不是，咯血是血管破裂了。咯血时出血的血管多为气管、支气管、小气道或肺实质内的血管。

三、咯血的原因是什么

常见咯血病因包括支气管炎、支气管扩张、肺结核、肺炎、肺脓肿、肿瘤、肺栓塞、动静脉畸形、血管炎及血液系统疾病等。因此，出现咯血不要担心和恐慌，尽早找到病因是可以治疗的。

四、如何判断咯血程度

根据出血量进行分级：每日咯血量在 100ml 以内，包括痰中带血丝，为小量咯血；每日咯血量在 100 ～ 500ml，为中量咯血；若每日咯血量大于 500ml 或一次咯血量大于 100ml，则为大量咯血。大咯血有窒息风险，可导致死亡。

五、咯血了该怎么办

一旦出现咯血，不论出血量大小，均须及时就医。应做到以下几点：

1. 保证气道通畅，防止窒息的发生是大咯血抢救的重中之重。

2. 保持沉着冷静，绝对卧床休息，明确是单侧出血的情况下，采取患侧卧位，保证健侧肺的通气。

3. 药物保守治疗，尤其是大咯血效果不好时，可行支气管动脉栓塞术，这是一种微创的治疗方法，目前已广泛应用于大咯血的治疗。

（孙宝妮）

第二十七节　你了解消化道出血吗

由于现在人们生活水平的提高、生活节奏的加快，一日三餐越来越不规律了，再加上年轻人进食大量的生冷刺激性食物，给肠胃带来了很大的刺激，所以有很多人都面临着消化道的疾病。不健康的饮食结构、不健康的生活方式，都可能引起"消化道出血"的发生！

当你出现呕血、呕咖啡色物质，或是排出黑便，就需要警惕了！很有可能是消化道出血。如果生活中出现了消化道出血的症状，不要太惊慌，一定要学会辨认出血量多不多、症状严不严重，如果情况严重，就需要及时去医院就诊，以免发生危险。更重要的是要了解出血原因，找准病因后对症治疗，避免原发病带来更严重的危害。当然，严重的消化道出血是有生命危险的！

那今天就带着大家具体了解一下消化道出血。怎么判断是不是发生了消化道出血、如何判断出血部位及出血量、出血后应该怎么办以及我们应该如何预防消化道出血，让我们一同来了解一下吧。

一、什么是消化道出血？

消化道是指从食管到肛门的管道，包括胃、十二指肠、空肠、回肠、盲肠、结肠及直肠。消化道出血按照出血部位可以分为上、中、下消化道出血。其中，60%~70% 的消化道出血为上消化道出血。

1. **上消化道出血**　指的是十二指肠悬韧带以上的消化道出血，包括食管、胃、十二指肠、胰管和胆管等病变引起的出血。上消化道出血的常见病因是消化性溃疡、胃黏膜糜烂性病变、食管胃底静脉曲张及胃癌等。

2. **中消化道出血**　指的是屈氏韧带至回盲部之间的小肠出血。包括小肠血管畸形、小肠憩室、克罗恩病、各种良恶性肿瘤等疾病。

3. **下消化道出血**　指的是回盲部以远的结直肠出血，约占消化道出血的20%。痔、肛裂是最常见的原因。其他常见的病因有肠息肉、结肠癌、血管病变等。

消化道出血可以表现为呕血、黑便、血便等，而有一部分患者仅有粪便潜血试验阳性结果或存在缺铁性贫血，这类情况容易被忽视，应予注意。

二、消化道出血会有哪些表现

急性消化道出血的特征性临床表现：呕血、黑便。因出血部位、速度等不同情况，颜色会出现鲜红色、咖啡色等。

三、消化道出血可能发生哪些严重的情况

（一）失血过多所造成的休克

急性消化道出血所造成的休克，这在临床上是非常常见的。这种休克状态一旦发生，其病情会变得非常凶险，并且死亡率也是极高。在消化道发生出血后，一次的出血量超过了 1 000ml 或者超过循环血量的 20%，就很容易出现循环衰竭的情况，要时刻保持抗休克治疗的状态。

（二）窒息

消化道出血，一般都是突然一下发生的，没有明显预兆，而在出血量比较大的时候，血液会喷射而出，并且这个持续的时间会比较长，由此容易出现呕血进而导致误吸、窒息，这是目前消化道出血最危险的并发症了。这种情况一旦出现，根本连抢救的时间都没有，进而出现生命危险。

四、发生了消化道出血我们应该怎么做

1. **稳定情绪，拨打急救电话** 出现消化道出血时，稳定患者的情绪，安慰患者，以解除患者紧张、忧虑的情绪，同时拨打120。

2. **体位调整** 患者取平卧、头低脚高位，可在脚部垫枕头，与床面成30°角，这有利于下肢血液回流至心脏，首先保证大脑的血供，卧床的患者应尽量减少不必要的搬动；呕血时，患者的头偏向一侧，以免血液吸入气管；对已发生休克者，应及时清除口腔内积血。

3. **禁食** 出血发生后禁食，也不可服用稀盐酸、食醋或其他助消化药，以免使溃疡加深、出血难止，更不可腹部热敷，以免胃肠充血，加重出血。

4. **保持平卧** 往医院转运患者时，无论用救护车还是出租车，都应让患者平卧，防止颠簸，以免加重休克。

五、出院以后需要注意哪些问题

1. 饮食递增应循序渐进，出血停止1~2天后可给予温凉流食，如米汤、稀藕粉、蛋汤等。逐渐过渡到半流食，如面食和稀粥等。进食时应细嚼慢咽，避免粗糙、刺激性的食物、过热或产气多的食物和饮料等。出院后改为软食，绝对禁酒，多吃新鲜水果和蔬菜。根据有无腹水等水钠潴留症状，调节每日摄钠、水量：限钠500~800mg，限水量1 000ml左右。向患者介绍各种食物的成分，如：高钠食物有咸肉、酱菜、酱油、罐头食品等，应尽量少食用；含钠少的食物有谷物类、瓜茄类等。限钠饮食常使患者感到食物淡而无味，可适当添加柠檬汁、食醋等。

2. 注意生活要有规律，劳逸结合，避免劳累、精神紧张。恢复后可参加

轻体力劳动，有助于增加免疫力，减少咳嗽等感冒症状，避免用力排便。

3. 正确用药，不可私自加药、减药，以免服药不当而加重胃肠功能负担。

4. 定期门诊就诊，如出现腹痛、黑便、呕血等情况要及时就诊。

（杨　妮）

第二十八节　糖尿病该如何处理

我国糖尿病成人患者高达 1.164 亿，每 10 个成年人中就有 1 个"小糖人"，每 2 个成年人中就有 1 个糖尿病前期，其中 19 ～ 29 岁人群正在加入糖尿病大军。每年有 83.4 万人死于因糖尿病引起的并发症。

一、诱发糖尿病的危险因素

放肆吃喝、缺乏锻炼，在无忧的"幸福肥"中你可能已成为"糖尿病"的候选人！

二、预警识别

糖尿病没有很明显的早期症状，即使早期症状出现也容易和其他疾病混淆，导致转正为"小糖人"而不自知。当你出现以下表现时，需要筛查糖尿病的可能。

1. **典型表现**　"三多一少"，即吃得多、喝得多、尿得多，体重却减少，咱们老祖先形象地称之为"消渴症"。

2. **不典型表现**　经常手脚发麻、短期视力变差、反复尿路感染、牙龈容易发炎。

三、启动筛查

当存在预警表现后，不可坐以待毙，有必要体检筛查糖尿病（表 2-2）。

表2-2　糖尿病诊断标准

单位：mmol/L

	正常人	糖尿病前期	糖尿病
空腹血糖值	3.9 ~ 6.1	6.1	7.0
口服葡萄糖耐量后2小时血糖值	< 7.8	7.8	11.1

四、常见误区

1. **明知血糖高，执拗不治疗**　血糖高时血管就像浸泡在糖水里一样，慢慢被侵蚀、腐化。而血管遍布全身，久而久之不加控制血糖，会带来全身性疾病：失明、肾衰竭、心肌梗死、脑梗死等多种并发症。

2. **吃药不监测，拒绝胰岛素**　"小糖人"也要分队伍。罹患2型糖尿病早期口服药物有效，后期或血糖控制不理想时，仍须考虑使用胰岛素。用药期间须监测血糖，避免药物不足导致的血糖控制不理想，同时也要避免发生低血糖而引发惨重代价，建议空腹血糖一般不要低于4.4mmol/L。罹患1型糖尿病药物降糖无效，依赖于胰岛素。

3. **靠吃药控制血糖，胡吃海喝超重**　糖尿病最爱盯上"四肢细、大肚皮"即腹型肥胖的人，减轻体重和控制饮食对于平衡血糖至关重要。轻度高血糖是可以通过减重、调整饮食结构、降低主食量来控制血糖的，以此可以减少降糖药物的种类和剂量。

4. **喝酒抽烟，懒得运动**　喝酒不仅会引发高血糖，还有可能会引起低血糖。糖尿病患者抽烟会使心肌梗死、脑卒中、截肢的风险增加数倍。运动可以协助血糖控制，提高胰岛素敏感性。

5. **轻信偏方，人财两失**　糖尿病无法根治，切勿相信"祖传秘方"、根治神药。虚假药物要么是保健品，不具备降糖作用；要么标示所谓的"纯中药无副作用"，实际含有不明成分的西药降糖药，最终诱导糖尿病患者放弃规范治疗，人财两失。

6. **空腹越久，测得的空腹血糖值越准确**　空腹时间超过14小时，一方面容易出现低血糖，另一方面也会出现血糖升高。建议空腹血糖监测最好在 8 ~ 10 小时。

7. 不按时测定餐后血糖 餐后 2 小时血糖应该从吃第一口饭时开始计算时间，2 小时后进行测量。

8. 不吃主食有助于控制血糖 不吃主食的后果是引起低血糖、酮症酸中毒等危险。科学控制血糖应该选择对血糖影响小的主食种类，同时适当控制主食量，合理搭配。血糖生成指数（glycemic index，GI）越低对血糖影响越小。

小贴士

1. 血糖生成指数高的主食：大米饭、白面条、白馒头，因此糖尿病患者应少吃大米饭、白面条、白馒头。

2. 血糖生成指数低的主食：三鲜饺子、芹菜瘦肉饺子、意大利面、荞麦、燕麦、藕粉、绿豆、煮甜玉米、山药、芋头。

（宏　欣）

第二十九节　低血糖该如何处理

低血糖指成年非糖尿病患者空腹血糖浓度 < 2.8mmol/L，糖尿病患者血糖浓度 < 3.9mmol/L。有人在血糖不低于此值时也可出现低血糖症状，也有人在血糖低于此值时没有明显表现。

一、低血糖发生时的表现

低血糖表现无特异性。轻者容易被发现，重者往往导致严重后果，甚至死亡。

常表现为饥饿、软弱无力、紧张焦虑、冷汗、心慌、手抖、脉搏快、面色苍白；注意力下降、意识混乱、妄想狂躁、眩晕，严重者睡眠增多，甚至昏迷。

二、低血糖应急处置与自救指南

1. 第一步：评估有无意识障碍

（1）如果意识障碍，则立刻拨打 120 急救电话，评估呼吸、心跳，决定是否启动心肺复苏。

（2）如果清醒，则协助坐下或卧床，防止跌倒而致外伤。

2. 第二步：监测并补充葡萄糖

（1）第一时间监测血糖，以明确低血糖，若无监测设备仍怀疑低血糖，则按照低血糖急救。初始每 15 分钟监测一次血糖。

（2）意识障碍者给予静脉输注葡萄糖，清醒者可口服巧克力、糖果、果汁、面包等。

3. 第三步：寻找并纠正低血糖发生的原因

低血糖最常见原因：①饮食因素。进食过少，大量饮酒，尤其是空腹饮酒。②药物因素。降糖药物过量、用药与用餐时间不匹配。③运动因素。剧烈运动，活动量过大，空腹运动。寻找并纠正低血糖发生的原因，避免低血糖的再次发生。

三、常见误区

1. 没有不舒服的感觉，肯定不是低血糖

单凭感觉来判断血糖高低非常不可靠，1 型糖尿病患者病程超过 20 年者有 50% 患者可能出现无意识障碍的低血糖。

2. 血糖高危害大，尽量将血糖控制得越低越好

脑细胞供能主要来源于葡萄糖，血糖过低会导致大脑能量不足，轻者软弱无力、心慌手抖、面色苍白；重者行为异常，甚至昏迷、死亡。因此，糖尿病患者应制定合理的血糖目标：强化治疗者血糖控制在 4 ~ 5.6mmol/L，老年人空腹血糖控制在 7.0 ~ 8.0mmol/L。睡前血糖 < 5.6mmol/L 则建议进食，如一杯牛奶，以预防夜间低血糖发生。

四、低血糖的预防

患者及家属需要熟悉低血糖的表现和危害，注意规范用药；规律监测血糖，科学进食，禁饮酒与高糖食物；避免剧烈运动、空腹运动，运动前适当摄入额外碳水化合物；随身携带信息卡片（姓名、家属联系方式、用药情况）。

（宏　欣）

第三十节　女性阴道异常出血怎么办

自青春期开始，女性同胞就将出现规律的阴道出血了，即月经，一直持续到绝经，短则 20 余年，长则 40 多年。一旦阴道出血量与以往月经量不同，或者发生在不该发生的时期，这都给我们提供了一个需要警醒的信号：阴道异常出血。女性阴道异常出血的原因往往有以下几种：功能失调性子宫出血、流产、异位妊娠、宫颈炎、子宫内膜炎、宫颈息肉、子宫内膜息肉、子宫黏膜下肌瘤、子宫内膜不典型增生、宫颈癌癌前病变、宫颈癌、子宫内膜癌等。

异位妊娠和恶性肿瘤均可导致阴道出血，且异位妊娠破裂大出血或晚期恶性肿瘤发生的阴道大出血均可引起失血性休克，患者会有生命危险。恶性肿瘤可短时间内进展、转移甚至发生恶病质，预后差。其他阴道出血或多或少影响生活质量。所以，阴道异常出血均须引起大家的重视。那么，对女性同胞来

说，如何区别阴道异常出血呢？

首先，如果你是一名还没有性生活的青春期女性，自初潮开始阴道出血量时多时少、出血时间时长时短，那多考虑为青春期功能失调性子宫出血，主要原因是你的生殖内分泌功能不够完善，所以无法形成规律的月经。如果出血不多，不用担心，一般过两到三年月经自然会恢复正常。当然，也有的人会因月经次数过多或出血量过大导致贫血，建议到医院寻求帮助。如果你已经 45 岁以上，出现月经紊乱，那可能是围绝经期异常子宫出血，可适当口服药物止血，但前提是先排除器质性病变。

其次，如果你是一名育龄期女性，恰巧前一个月经周期的排卵期有性生活，那么异常的阴道出血首先要排除妊娠相关的阴道出血。如果你已经测尿妊娠试验，且结果提示阳性，那请你一定要去医院排除异位妊娠。如果 B 超显示为宫内孕，则出血原因可能为先兆流产，需要保证充分休息，必要时口服药物保胎治疗。如果尿妊娠试验阳性，但 B 超未显示宫内孕，伴随一侧下腹痛，那一定要小心异位妊娠，一旦发生破裂、腹痛剧烈，很可能发生腹腔内大出血，可能出现头晕、心慌、出冷汗等，甚至失去意识，需急诊抢救。

再次，如果阴道出血在月经干净后数天出现，那请你推算异常出血时间是否在下次月经来潮前 14 天左右，如果答案是肯定的，那应该是排卵期出血，一般出血很少，持续 2 ~ 3 天就可以自行停止，不需要处理。如果经期结束后仍持续少量出血，总是不干净，有可能是子宫内膜息肉或子宫黏膜下肌瘤。

第四，如果阴道出血为同房后发生，多为宫颈柱状上皮异位、宫颈息肉或子宫黏膜下肌瘤突出子宫颈管等引起的出血。如果阴道出血与月经无关，那就要小心宫颈癌或子宫内膜癌了，你需要回顾自己有没有定期做宫颈癌筛查。如果你已经好多年未体检，甚至从未做过宫颈癌筛查，那就请立即到医院就诊，排除宫颈癌或癌前病变。如果你在一年内做过宫颈癌筛查，尤其是 HPV 和 TCT 联合筛查且结果均为阴性，那宫颈肿瘤的可能性就很低了。

第五，绝经后女性不管阴道出血量多量少，均为异常出血。需要引起重视的是，绝经后女性患恶性肿瘤的风险大大增加，需要首先排查。如果你的长辈告诉你她内裤上老是不干净，偶有血色，可能为老年性阴道炎；如果她阴道分泌物多，有臭味，伴随下腹坠胀感，尿急、尿频、尿痛等，可能为子宫内膜炎甚至宫腔积脓。

阴道出血多种多样，可轻可重。无论你的年龄大小，无论阴道出血与月经是否相关，建议所有阴道异常出血的女性还是先到医院就诊，才能避免耽误治疗。

（冯敏娟）

第三十一节　女性腹痛怎么办

腹痛是日常生活中困扰大家的一种常见症状，男女老少均可能发生，以女性多见。患者感觉到腹部有或轻或重的疼痛感，可能位于上腹部、肚脐周围或下腹部。妇科腹痛发生于下腹部，可能位于下腹正中，可能位于一侧，疼痛可轻可重，如果不加重视，可能有生命危险。那么，如何识别各种腹痛情况呢？下面给大家介绍几种最常出现腹痛的妇科疾病。

一、急性盆腔炎

急性盆腔炎为炎性疾病，好发于年轻且有性生活的女性，经期有性生活、有阴道炎、有过宫腔手术操作的患者容易发生，尤其在劳累、抵抗力差时发生盆腔炎的概率大。

患者疼痛多持续存在，逐渐加重，除了腹痛外，可能还伴随阴道分泌物有臭味、下腹坠胀的感觉，更严重的患者可能会出现发热、腰痛、乏力、尿频、尿急、尿痛等情况。抗感染治疗有效，多在抗感染治疗后症状缓解甚至消失。

阴道分泌物可能为脓性，有臭味，妇科查体盆腔正中或一侧有压痛。

建议积极抗感染治疗 7 ～ 14 天，抗感染治疗不彻底可能迁延，转为慢性炎症后反复发作，甚至可能会形成盆腔脓肿，需手术治疗。

二、痛经

痛经分为原发性痛经和继发性痛经，原发性痛经多见于青春期，继发性痛经多见于子宫内膜异位症患者，如子宫腺肌病或卵巢子宫内膜异位囊肿。

疼痛轻时为隐痛，严重时下腹坠胀、里急后重，甚至上吐下泻，疼痛在经期第一天最重，2～3天后缓解，经期结束后症状缓解消失。热敷下腹部可缓解疼痛。

原发性痛经无器质性病变，查体多无异常体征，子宫腺肌病可扪及增大的球形子宫，卵巢巧克力囊肿多可摸到粘连不活动的囊肿。

B超如果无异常发现，可能提示子宫腺肌病或卵巢囊肿。

原发性痛经如疼痛轻，则不需要药物治疗；如疼痛明显，可给予镇痛药物或避孕药；继发性痛经需药物治疗或手术治疗。

三、异位妊娠

异位妊娠指怀孕后孕囊不在正常的宫腔里，而是异位在不该存在的地方。有性生活且平时月经正常的女性，如果出现月经未按时来潮或"经血"较以往明显减少，均有怀孕可能，但不一定是宫内孕，还有异位妊娠的可能，也就是俗称的"宫外孕"。

最常见的异位妊娠是输卵管妊娠，其次为卵巢妊娠。腹痛可能为隐痛，也可能为突然发生的撕裂样疼痛，出血多时可能出现腹胀、里急后重，甚至头晕、心慌等休克症状。

异位妊娠者内出血不多时妇科查体可能仅有一侧下腹部压痛，出血多时可能有腹部压痛、反跳痛、肌紧张，妇科查体压痛以患侧附件区更明显。

尿妊娠试验或血HCG检测阳性，子宫附件B超宫腔内看不到孕囊、一侧附件区有包块，甚至盆腔积液，可确诊为异位妊娠。

异位妊娠一经确诊，建议立即住院治疗，符合保守治疗指征时可以首选药物治疗。如果生命体征不稳定或包块大、HCG高，或者阴道后穹窿穿刺抽出不凝血，建议积极手术治疗。

四、卵巢肿瘤破裂

卵巢肿瘤破裂最常见的两种情况：卵巢黄体囊肿破裂出血和卵巢子宫内膜异位囊肿破裂出血。偶可见其他肿瘤出血。

黄体囊肿破裂出血：在来月经前（黄体期），增大的黄体囊肿多因为剧烈运动或外力撞击后，发生破裂引起腹痛。如盆腔内出血少，机体自身凝血机制可止血，腹痛可自行缓解；如果盆腔内出血多且持续出血，腹痛持续存在及加重，可出现腹胀、里急后重，甚至头晕、心慌等休克症状。查体与异位妊娠查体类似，但多无阴道出血；盆腔积液多时阴道后穹窿穿刺可抽出不凝血。尿妊娠试验或血 HCG 检查为阴性；B 超可见一侧附件区包块及盆腔积液。建议住院治疗，必要时需手术治疗。

卵巢子宫内膜异位囊肿破裂多发生在经期前后，腹痛症状类似输卵管妊娠破裂，查体一侧附件区出现压痛，可摸到粘连不活动的囊肿。B 超所见类似卵巢黄体囊肿破裂出血，但血或尿 HCG 检测阴性，多无腹腔内活动性出血。一经发现，建议手术治疗。

五、卵巢肿瘤蒂扭转

患者多有卵巢肿瘤病史，好发于中等大小肿瘤、重心偏向一侧的卵巢畸胎瘤，多在突然改变体位时发生，疼痛多位于一侧下腹部，剧烈腹痛时常伴随恶心、呕吐。可能因再次改变体位肿瘤自行复位，腹痛随后缓解消失。如持续扭转，疼痛逐渐加重，可能会出现里急后重感。

查体可在患侧摸到增大的附件区包块，固定不活动，蒂部压痛明显，B 超可检测到附件区包块。

抗感染治疗无效，建议积极手术治疗，时间长卵巢坏死风险大，手术时须切除坏死的卵巢。

（冯敏娟）

第三十二节　外伤出血怎么处理

一、外伤止血的方法

当身体受到外伤导致出血时，采取有效的止血措施是非常重要的（图2-30）。接下来将介绍一些常见的外伤出血止血方法，以帮助大家在紧急情况下进行有效的止血。

1. **直接压迫止血法**　直接压迫止血是一种简单有效的止血方法。首先，将受伤部位抬高，以减少血液流向伤口。然后，用干净的纱布或绷带紧紧包裹伤口，并施加适当的压力，以减少出血。如果伤口较大或出血较多，可以在伤口上放置一块干净的纱布或折叠的毛巾，然后用手掌施加压力。在伤口处加压要持续至少5~10分钟，以充分发挥止血效果（图2-31）。

2. **指压止血法**　指压止血法主要适用于头部和四肢某些部位的大出血。此方法是通过用手指压在出血部位的近心端动脉上，将动脉压向深部的骨头，从而阻断血流来源，达到止血的目的。在寻找压迫点时，应使用示指（食指）或无名指，而不是拇指，因为拇指中央有

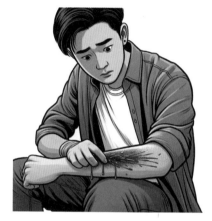

图 2-30　外伤出血

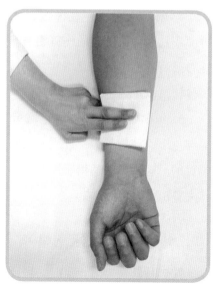

图 2-31　直接压迫止血法

较粗的动脉，容易与按压点搏动混淆，造成误判。当找到动脉压迫点后，再换拇指按压或几个指头同时按压（图2-32）。

3. **加压包扎止血法** 这种方法适用于各种伤口，尤其是较大的软组织损伤。通过使用无菌纱布或清洁毛巾等物品，将伤口及周围皮肤清洁干净后，用无菌纱布或清洁毛巾等物品覆盖住伤口，再使用绷带或三角巾等物品进行加压包扎，以达到止血的目的（图2-33）。

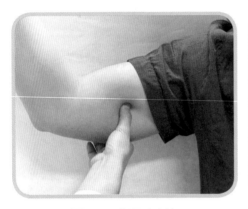 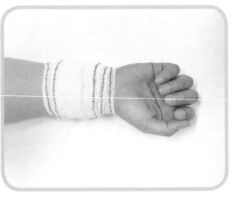

图 2-32　指压止血法　　　　　图 2-33　加压包扎止血法

4. **填塞止血法** 这种方法适用于颈部、臀部或其他部位较大的伤口出血。通过将无菌纱布或清洁毛巾等物品填塞在伤口内，然后加压包扎，以达到止血的目的。

5. **止血带止血法** 用止血带或弹性皮管等绑扎出血部位上方，以阻断血流，达到止血的目的。这种方法适用于四肢大动脉出血或伤口大量出血时（图2-34）。

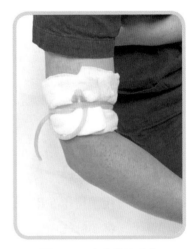

图 2-34　止血带法止血

二、外伤止血的注意事项

在进行外伤出血止血时，需要注意以下几点：

1. 保持冷静，不要惊慌失措。

2. 迅速评估伤情，判断出血部位和出血量。

3. 迅速采取有效的止血措施，如使用敷料、加压包扎、指压法或止血带等。

4. 在采取止血措施前，先洗净双手，戴手套或用干净的纱布等覆盖伤口，避免加重感染。

5. 在止血后及时就医，接受专业治疗。

总之，外伤出血止血是一种紧急处理措施，需要迅速采取有效的止血方法，同时注意保持冷静、评估伤情、采取合适的止血措施并及时就医。

（王立明）

第三十三节　骨折和关节脱位怎么办

骨折是日常生活中常见的一种运动系统损伤。随着交通运输业、建筑业以及竞技体育等的发展，遭遇创伤并伴有骨折发生的事故越来越常出现。骨折是骨骼的连续性和完整性中断，四肢骨骼和脊柱骨折常见，可伴随有血管和神经损伤，如果处理不及时可能会出现严重并发症。关节脱位在遭遇创伤时也是较为常见的运动损伤。在面对骨折及关节脱位患者时，正确的应急处理和自救措施至关重要。以下是应急处理与自救指南。

一、骨折、关节脱位的原因

最常见的原因是受伤部位遭受暴力，包括直接暴力和间接暴力，如车祸伤、打架斗殴等造成受伤部位直接骨折；高处坠落时，臀部着地出现胸腰段椎体骨折；不慎摔倒腕部撑地后，出现桡骨远端或者肱骨近端骨折；除了暴力因素外，长期的积累性损伤也可能导致疲劳骨折，如长期远距离行走可能导致足部跖骨骨折。还有一些病理性因素，如存在骨肿瘤，轻微外力即可出现骨折，一般称之为病理性骨折。

关节脱位是组成关节的骨关节面失去了正常的对合关系，如果部分关节面失去对合关系称之为半脱位。按照原因可以分为创伤性脱位、先天性脱位、病理性脱位及习惯性脱位。如打篮球时发生碰撞导致的肩关节脱位、坐车跷二郎腿在发生车祸时导致的髋关节脱位等。

二、如何判断是否存在骨折、关节脱位

骨折的患者多存在一定的临床表现，包括一般表现和骨折特有体征，了解这些表现和体征有助于我们快速地初步判断是否存在骨折。

一般表现：骨折后局部会出现疼痛、肿胀和功能障碍。骨折后局部会有血管出血和骨髓、骨膜出血，合并局部软组织损伤，会出现骨折部位肿胀，严重者受伤肢体会出现皮下瘀血，呈紫色、青色等，或者出现水疱；骨折局部疼痛明显，活动时疼痛明显；而如果出现完全骨折，则受伤肢体功能会出现活动障碍，如大腿部位股骨完全骨折后，会出现膝关节伸展受限。

骨折的专有体征，一共有三个，掌握了这三个体征，只要发现其中任何一个，就可以诊断为骨折。

1. **畸形**　骨折的部位断端发生移位后，会出现正常的肢体外观畸形，如肢体长度缩短、旋转、成角。如老年人常见的摔倒后手腕撑地，导致的桡骨远端骨折，呈餐叉样。

2. **异常活动**　骨折后在本身没有活动的部位出现了不正常的活动。

3. **骨擦音或骨擦感**　活动受伤部位的时候，触及了骨折断端摩擦的感觉或者听到骨折断端摩擦的声音。

以上表现主要是肢体骨折的表现，而脊柱骨折有其特殊性，因脊柱位于躯干处，体表覆有较多的肌肉组织，且脊柱为多节段关节，异常活动及畸形、骨擦音、骨擦感很难发现。但脊柱椎体内有脊髓组织，脊髓为重要的中枢神经，脊柱骨折后可能合并脊髓或神经根损伤，会出现肢体的感觉、运动或者大小便功能障碍。所以在外伤后出现脊柱区域疼痛，并伴有活动受限，肢体感觉、运动障碍时，应高度怀疑脊柱骨折或脱位的存在。

关节脱位也有其专有体征：畸形、弹性固定、关节腔空虚。畸形：创伤后关节发生畸形，如肩关节脱位后，肩部圆润的轮廓发生改变，像方肩；弹性固定：关节活动度丧失，而表现为被动活动后关节恢复受伤姿势；关节腔空虚：关节腔内的骨端位置变化，关节腔内空虚。

常见的骨折、关节脱位举例：

桡骨远端骨折：多为老年人，受伤时用手撑地，受伤后出现手腕部疼痛、肿胀、活动障碍，有些骨折合并有明显的畸形。

髋关节骨折：外伤时髋部着地或者下肢发生扭转，髋关节活动明显受限，可出现脚尖向外旋转，患肢缩短等体征。

肩关节前脱位：外伤后肩关节疼痛，不能做外展、屈伸等动作，在肩关节前方可触摸到明显的骨性隆起，将患手放到对侧肩部时，肘部不能碰触到躯干，或者肘部触及躯干时，手不能放到对侧肩部。

儿童桡骨小头脱位：多见于 5 岁以下儿童，如上下台阶或者家长牵拉患儿前臂后，出现小儿不敢活动肘部，不愿用手拿取东西。

三、怀疑骨折时应该同时观察哪些重要体征

在骨折时可能合并血管和神经损伤，同时有些部位的骨折血运丰富，骨折时可能引起大出血或者重要器官的损伤，所以在怀疑骨折时同时应该注意观察以下体征：

1. 有无休克表现，体征是否平稳。
2. 肢体末端血运是否正常。
3. 肢体远端感觉、活动是否正常。
4. 有无开放性创面。

四、怀疑骨折、关节脱位时的自救与施救流程

（一）自救流程

1. **保持冷静**　如果您自己因各种原因，根据以上体征怀疑自己发生了骨折、关节脱位，尽量保持冷静。

2. **判断有无血管神经损伤** 观察受伤部位远端有无感觉、运动障碍。

3. **不要强行活动肢体** 不要试图强行活动不能活动的肢体，以防止骨折断端损伤受伤部位的血管神经。

4. **检查有无开放性创面** 如有开放性伤口，并伴有活动性出血，应尽快使用可取到的无菌敷料压迫创面，或者在出血部位近心端使用橡皮筋等加压止血。

（二）施救流程

1. **首先应该抢救休克** 如患者出现休克表现，应注意保温，尽量减少搬动，尽早输液、输血，如遇到昏迷患者，应保持呼吸道通畅。

2. **包扎伤口** 开放性骨折需要加压包扎止血。如骨折断端暴露出伤口，已发生污染时不应将骨折复位；如已滑动进入伤口，应做好记录。

3. **妥善固定** 固定是骨折急救的重要措施。凡是怀疑骨折的患者，均应按照骨折去固定。如遇到患者肢体肿胀时，应及时将患者衣物剪开减压；如无明显肿胀，尽量不要穿脱衣物以防止发生二次损伤。骨折的固定可选择夹板或者木板等条状物，使用身边的布条、绷带予以固定，固定的夹板或者木板等应该超过骨折部位的远端和近端两个关节。

4. **迅速转运** 骨折的治疗应交由专业医生治疗，在妥善固定后应迅速转运至医疗机构，请专业医生判断有无合并损伤并进行专业治疗。

5. **尽早行X线检查明确诊断，并根据情况制定治疗方案**

（1）脊柱骨折的搬运：怀疑脊柱骨折、脱位的搬运尤其重要，处理不准确可能导致脊髓再损伤，防止牵拉和旋转，导致严重并发症。严禁采用两人抬头、脚或者采用搂抱的方式搬运，应该采用担架或者木板、门板等搬运，将这些物品放置在一侧，将患者双下肢伸直，用多人平托或者滚动的方式使患者保持平直放置在木板等转运物品上。

（2）开放性骨折及关节脱位的处理：开放性骨折或脱位后局部皮肤、黏膜破裂，会出现软组织损伤、破裂、肌肉断裂，骨折部位或者关节腔与外界相通，如处理不恰当，可导致伤口污染、微生物入侵，导致骨或者关节感染，出现肢体或关节功能障碍，甚至危及生命。遇到开放性损伤时应注意及时、正确地处理创面，尽可能地采取措施预防感染，力争将开放性损伤变成闭合性损伤。开放性损伤的治疗应该包括清创、组织修复和闭合伤口。

（臧全金）

第三十四节　断指紧急处理原则

在遭受利器或者碾压、挤压等损伤时可能会出现肢体离断，可完全离断或者部分断裂。在条件允许时，断指处理可成功实施断指再植，保留手指功能。反之，如处理不及时或者错误会导致手指功能受限，导致残疾。因此，在处理断指时，正确的应急处理和自救措施至关重要。以下是应急处理与自救指南。

一、如何判断是否存在断指

断指的判断较为简单，在遭受外伤后，手指之间或者与手掌之间断裂，称之为断指。

二、断指的自救与施救流程

断指的处理是否准确、及时，直接影响后续的断指再植是否成功。

1. **保持冷静**　如果您自己因各种原因发生了断指，尽量保持冷静。

2. **止血**　尽量使用无菌敷料包扎，如无无菌敷料，使用清洁干燥布类包扎，或者采用止血带近端止血。

3. **寻找离断肢体**　无论是切断还是机器绞伤等原因，一定要取出断指，切不可将机器倒转，以免挤压损伤断指。

4. **转运**　就近转运，将断指用无菌或者清洁干燥物品包好，放入塑料袋，再放入加盖的容器中，最好是周边使用冰块保存。切忌将断指直接放入冰块中，以防止冻伤。

（臧全金）

第三十五节　狂犬病的预防和处置

　　狂犬病是由狂犬病毒引起的一种急性传染病，人畜都可以感染，又称恐水病，是由狂犬病毒侵犯中枢神经系引起的人畜共患的急性传染病。一旦发病，目前尚无治愈方法，仅能对症处理，死亡率近100%！因此及时正确预防和处置至关重要，以下科普学习内容。

一、狂犬病发病率及发病因素

　　1. **发病率**　人对狂犬病毒普遍易感，被病犬咬伤而未预防接种者，其平均发病率为15%～20%。

　　2. **发病因素**　发病与否与咬伤部位、创伤程度、局部处理情况、衣着厚薄、患者免疫力以及疫苗注射情况等因素有关。

二、狂犬病传播源及传播途径

　　1. **传播源**　狂犬病可不是犬的专利！几乎所有的温血哺乳类动物都可能感染狂犬病毒，比如：犬、猫、狼、狐狸、牛、马、猪、羊、兔、小鼠、蝙蝠等。

　　2. **传播途径**　传播途径包括：皮肤伤口和黏膜；呼吸道感染；血、尿和乳汁；垂直感染等。

三、狂犬病发作典型表现

　　1. **潜伏期**　平均为1～3个月，在潜伏期中没有任何症状，一般是2周到3个月内发病，99%在1年内发病。

　　2. **前驱期**　开始出现全身不适、发烧、疲倦、不安、被咬部位疼痛、感觉异常等症状，持续1～4日。

　　3. **兴奋期**　出现精神紧张、全身痉挛、幻觉、谵妄、怕光、怕声、怕水、怕风等症状，常口渴而不敢饮，饮水后亦无法下咽，常因咽喉部的痉挛而窒息身亡，持续 1～3 日。

4. **昏迷期**　如患者能度过兴奋期而侥幸活下来，会进入昏迷期，本期患者深度昏迷，大多数进入此期的患者最终衰竭而死，持续 6～18 小时。

四、被动物咬伤或抓伤后的一般处理流程

1. **清洗**　首先用肥皂水与流动的清水交替清洗伤口 15 分钟，然后用生理盐水冲洗伤口。

2. **消毒**　用碘伏涂擦伤口，进行消毒处理。

3. **就医**　应根据患者疫苗接种史和伤口类型进行不同的处理：①伤口进一步清创处理；②被动免疫：高价抗狂犬病血清，在伤口周围与底部浸润注射并肌内注射；③疫苗接种：第 0、3、7、14、28 日各肌内注射疫苗 1ml。三级暴露可接种人特异性免疫球蛋白。

五、暴露及处理原则

一级暴露：接触/喂养动物，皮肤完好没有受伤，不需要处理。

二级暴露：裸露的皮肤被轻咬、轻微抓伤或擦伤，皮肤破损但无出血，立即处理伤口并接种疫苗。

三级暴露：单处/多处贯穿性皮肤咬伤或抓伤伴有出血，破损皮肤被舔舐；接触蝙蝠；黏膜被动物体液污染，立即处理伤口并注射被动免疫制剂，随后接种疫苗。（注：在日常生活中，经常有主人为了表达对宠物的喜爱，对宠物有亲吻的行为，一定要注意，避免暴露。）

六、特殊情况下的免疫

1. **伤后延误处理时间如何处置**　WHO 推荐任何时间均应按新伤者的方法处理伤口和注射疫苗，已经愈合的伤口不再进行伤口处理。

2. **延误情况下，疫苗的接种日程**　疫苗可以按照原来日程间隔时间相应顺延注射。

3. **被注射过兽用狂犬疫苗的动物咬伤后，是否要注射狂犬病疫苗**　基于无法对每一只动物接种兽用狂犬病疫苗后的免疫效果进行评价，所以建议伤者全程注射狂犬病疫苗。

4. **对曾经接种过狂犬病疫苗的一般患者再接种疫苗的建议**

（1）1年内进行过全程免疫的再次暴露者，应于第0天和第3天各接种1剂疫苗。

（2）1年前进行过全程免疫的再次暴露者，应全程接种疫苗。

（3）半年内到1年内进行过全程免疫，并且进行过加强免疫的再次暴露者，于第0天和第3天各接种1剂疫苗。

5. **过敏体质者如何进行免疫接种**　若对疫苗过敏可选择换用另一品种疫苗，仍然发生过敏者，可到医院就诊进行抗过敏治疗，完成全程疫苗的注射；若对抗狂犬病血清脱敏注射仍然过敏，停用抗狂犬病血清改用人狂犬病特异免疫球蛋白。

6. **妊娠妇女接种狂犬病疫苗有无禁忌**　我国所有人用狂犬疫苗均为灭活疫苗，灭活疫苗是将病毒彻底灭活，疫苗中不存在活病毒，因此不会导致胎儿畸形。孕妇暴露于狂犬病后接种狂犬病疫苗是安全的，到目前为止尚无接种狂犬病疫苗而引起胎儿畸形、异常的报道。

（刘　仲）

第三十六节　破伤风的早期识别和预防

一、破伤风是什么

破伤风是一种比较可怕的病，主要表现为全身肌肉僵硬、不受控制地抽搐，通常是在人体皮肤破损之后才有可能发病，疾病名称也由此而来。

破伤风是由一种细菌引起的，这种细菌称破伤风梭菌，它喜欢密闭没有氧气的环境，因此较深的伤口更容易感染破伤风。它可以分泌一种毒素，这种毒素进入人体后可以导致肌肉僵硬、抽搐，如果喉部肌肉受到影响，就会导致喉肌收紧而无法呼吸，瞬间可危及生命。

人一旦得上破伤风，治疗起来费时费力，且花费巨大。因此需要把救治重点放在早期发现和预防上。

二、如何早期识别破伤风

（一）受伤病史

1. 首先说明有部分患者不曾受过伤（约两成）。

2. 近期曾有皮肤受伤，尤其是污染较重、较深的伤口，猫狗咬伤、分娩等造成的伤口也是高风险的伤口（图 2-35）。

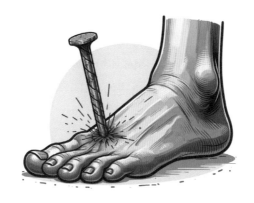

图 2-35　较深的皮肤伤口

3. 近期曾出现肛周感染、慢性中耳炎、牙周感染等感染性疾病。这些情况虽然不是我们通常认为的"损伤"，但也可能诱发破伤风。

4. 近期有"内伤"病史：肠道做手术、胃穿孔或者肠穿孔等。

（二）潜伏期

1. 潜伏期就是从受伤到发病间隔的时间，是判断破伤风的一个重要参考指标。多数为 3 ~ 21 天，10 天左右最常见，少见病例可短至 1 天内或长达数月。

2. 潜伏期越短预示疾病越重；感染部位越接近头颈部，潜伏期相对越短，越远离头颈部，潜伏期相对越长。

（三）早期症状

1. **张口困难**　不能正常吃饭、咬东西；讲话时也张不开嘴导致发音不清。通常是最早出现的症状，有些患者甚至可出现牙关紧闭。

2. **苦笑面容**　面部肌肉不自然地收缩，导致嘴角上扬，好像在笑又好像很痛苦的表情。此症状往往紧随张口困难之后出现。

3. **脖子僵硬、角弓反张、腹肌硬如木板等**　如果病情继续加重，会有更多的部位出现不正常的表现。

4. **呼吸困难**　呼吸运动相关的膈肌和肋间肌受累的时间相对较晚，发病中后期会出现呼吸困难表现。

5. **抽搐发作时患者神志是清楚的**　癫痫（羊角风）发作、高热抽搐时患者多会出现意识丧失，而破伤风抽搐发作时患者是清醒且有知觉的。

6. **轻微的刺激可诱发抽搐**　患者对环境刺激非常敏感，亮光、正常谈话的声音、轻微碰触都有可能诱发患者出现抽搐。

三、破伤风的预防

1. **伤口处理**

如果伤口有污染或损伤较重，应该尽早到医院去，听从医生建议进行充分清创、消毒、清除坏死组织等处置。就算伤口较小，也不能放任不管，要好好消毒并注意避免污染伤口。

2. **注射破伤风免疫制剂**

（1）免疫制剂分两种：主动免疫制剂和被动免疫制剂。主动免疫制剂就是平时所说的"疫苗"，小孩子注射的"百白破疫苗"中的"破"就是破伤风疫苗。它可以为人体提供 5 ~ 10 年的保护作用。在实际医疗现状中，小时候打过"疫苗"之后，这种免疫措施就很少在治疗中被提及了。被动免疫制剂就是在皮肤受伤的时候临时打针为人体提供保护的，平时所说的"需要打破伤风针"指的就是注射破伤风被动免疫制剂。

（2）什么样的伤口需要"打破伤风针"

大部分伤口都需要"打破伤风针"。一般认为，除了清洁的小伤口外都是破伤风易感伤口，如穿刺伤、撕脱伤、枪弹伤、挤压伤、烧伤、冻伤、超过6小时未处理的伤口、伤口内有异物、药物滥用者、静脉穿刺点等，尤其被土壤、粪便或唾液污染的伤口。有些严重的伤口甚至需要一周后追加一针"破伤风针"。

3. 打人免疫球蛋白还是破伤风抗毒素

（1）两种制剂免疫效果基本等同。

（2）破伤风抗毒素易出现过敏反应，故需要进行皮试或需要脱敏注射。

（3）人免疫球蛋白不易引起过敏反应，可直接进行注射，但价格较高。

（4）除了以上两种常用制剂外，某些地区还有一种"马破伤风免疫球蛋白"，优缺点介于前两者之间：过敏反应较破伤风抗毒素少见，价格较人免疫球蛋白便宜。

（寨　旭）

第三十七节　胡蜂蜇伤可怕吗

一、什么是胡蜂蜇伤

胡蜂蜇伤是常见急症，近年来发病率呈上升趋势，胡蜂的尾刺连有毒腺，蜇人时可将蜂毒注入皮内，引起局部与全身症状，正确的应急处理至关重要。

二、胡蜂蜇伤有哪些表现

1. **过敏反应** 出现最早、最常见的临床表现，可发生于胡蜂蜇伤后的数分钟乃至数小时不等，症状可自行缓解或经治疗后好转，建议严密观察。

2. **局部毒性反应** 局部皮肤红肿、疼痛、瘙痒、蜂刺部位可发生中心性坏死、化脓，24小时内极易加重。

3. **系统损害** 神经系统方面可出现意识障碍、头晕、头痛等表现；呼吸系统方面可表现为气促、喘息、呼吸困难；循环系统方面可出现心悸、胸闷、胸痛；消化系统方面可出现恶心、呕吐、腹泻；血液系统方面可出现皮下出血、瘀斑等；泌尿系统方面可出现尿液颜色改变，如茶色、酱油色、洗肉水样。

三、胡蜂蜇伤后怎么评判严重程度

1. **轻度** 蜇伤皮损少于10处，仅出现局部过敏反应，无器官功能受损表现。

2. **中度** 蜇伤皮损在10～30处之间，过敏反应轻，仅有1个系统器官受损。

3. **重度** 蜇伤皮损数大于30处，过敏反应重，至少2个系统器官受损。

四、胡蜂蜇伤后怎么办

蜇伤后数分钟至24小时，尤其是6小时内，是救治的黄金6小时。

1. **早评估、早处理** 早评估：评估病情严重程度。病情中～重度者，及时转诊至能进行高级生命支持和血液净化的医疗单位。早处理：伤口局部生理盐水冲洗；24～48小时内冷敷；消肿、镇痛对症处理；肌内注射破伤风制剂。

2. **抗过敏** 轻度过敏可口服抗过敏药物；中度过敏需留院观察，使用静脉抗过敏药物；重度过敏需在重症监护室监护治疗。

3. 对于蜇伤严重、全身过敏反应者，应积极进行液体复苏治疗，并注意脏器保护治疗。

五、怎么能预防胡蜂蜇伤

胡蜂蜇伤患者的预后取决于蜇伤轻重、蜇伤后是否得到及时救治、有无严重基础疾病。轻、中度患者一般预后良好，无明显后遗症，重度患者经积极治疗大部分可痊愈。为预防蜇伤，在户外运动时避免穿着色泽鲜艳、彩色或者黑色的衣服，建议穿白色、绿色、卡其色服装。发现胡蜂时不要奔跑、鞭打或扑打，保持静止，最好等到胡蜂飞走后再离开。避免使用含香味的防晒霜、香水等。保管好食物和饮料，避免含糖或甜味饮料外露。对于有过敏高危因素者，建议随身携带肾上腺素或者抗过敏药物备用。

（党旭升）

第三十八节　中毒不要慌，应对方法需知晓

一、如何识别中毒

如果患者发现嘴唇和嘴唇周围有灼伤的痕迹；异常流口水，或者呼出的气体里有古怪的味道；无诱因的腹痛并且没有伴随发烧；难以解释的恶心和呕吐；突然出现的行为改变，例如：情绪异常激动、嗜睡及出现幻觉；呼吸困难；意识模糊、昏迷或是出现抽搐等等，出现这些症状均要考虑到中毒的可能。

二、中毒可能方式

大部分经口摄入，由消化道吸收。还有一些经皮肤接触吸收，或者经呼吸道吸入，或由创面接触吸收。

三、中毒时的自救流程

（一）服药自救流程

1. 保持冷静。

2. 在家庭用药中，由于患者或家属自作主张，任意增加药量，或者用错药，或者使用变质药物，或者合并用药不当，而引起药物中毒。此时应立即采取措施，以防毒素吸收。如离医院较远，则应当先在家中进行初步的处理。其处理方法是催吐、泻下和解毒。

3. 药物吃到胃里尚未到达肠道，一般是 4~6 小时，可以采取催吐，这是去除胃内毒素的最好方法。具体操作如下：可以使用机械性刺激的方法，例如用筷子、手指或压舌板刺激压迫舌根部和咽后壁，可以先喝温盐水或温水，能增加催吐成功的概率。

4. 对昏迷者及严重心脏病、食管静脉曲张及溃疡患者不宜催吐；孕妇应慎用此法。

5. 洗胃也是去除胃内毒素的好方法，但需要在医院里由医生进行，此方法一般在 6 小时内进行。

6. 毒物如果已进入肠道，催吐和洗胃则已经无法解决问题，此时以泻下方法为好。用硫酸镁 30g，加适量温水溶化后服下，然后大量喝水，促使毒素泻下而排出体外，部分从尿中排泄。此外，可饮些浓茶，以解生物碱或重金属之毒；或者喝些牛奶、豆浆或蛋清，保护胃黏膜，防止腐蚀毒物的损害。如果知道是碱性药物中毒，可立即用食醋加水冲淡或取橘子汁服下，以减轻毒性。

7. 在对患者进行简单和必要的处理以后，应立即转送医院，进行继续抢救，千万不能耽搁。

（二）皮肤沾染毒物自救流程

1. 立即冲洗，毛发也不例外。

2. 沾染毒物的衣、鞋、袜，应立即脱去，然后用水冲洗皮肤。

（三）吸入毒物的自救流程

1. 在确认发生毒气泄漏或袭击后，应马上用手帕、餐巾纸、衣物等随手可及的物品捂住口鼻。手头如有水或饮料，最好把手帕、衣物等浸湿。最好能及时戴上防毒面具、防护口罩。

2. **皮肤防护**　尽可能戴上手套，穿上雨衣、雨鞋等，或用床单、衣物遮住裸露的皮肤。如已备防护服等防护装备，要及时穿戴。

3. **眼睛防护**　尽可能戴上各种防毒眼镜、防护镜或游泳用的护目镜等。

4. **撤离**　判断毒源与风向，沿上风或侧上风路线，朝着远离毒源的方向迅速撤离现场，不要在低洼处滞留。

5. **冲洗**　到达安全地点后，要及时脱去被污染的衣服，用流动的水冲洗身体，特别是曾经裸露的部分。

6. **救治**　迅速拨打120，及早送医院救治。中毒人员在等待救援时应保持平静，避免剧烈运动，以免加重心肺负担致使病情恶化。

（四）眼睛沾染毒物的自救流程

1. 眼部沾染化学性、腐蚀性毒物后，应立即用清水从眼睛内角向外角冲洗，大约持续20分钟，且冲洗时翻开眼睑。

2. 两只眼睛均沾到毒物时，保持冲洗水顺着鼻梁往下流；若仅有一只眼睛沾染毒，须防止清洗眼部的水流入另一只眼睛。眼部洗净后，先用湿巾遮盖沾染毒物的眼睛，再尽快看医生救治。

（党晓燕）

第三十九节　强酸强碱损伤的应急处理与自救指南

强酸、强碱损伤一般是指强酸、强碱类物质接触皮肤后，造成的腐蚀性烧伤以及进入血液后造成的全身中毒损伤。强酸、强碱损伤多数因意外事故经皮肤接触或口服所致。强酸损伤也可能在工业生产过程中，接触或吸入烟雾所致。正确的应急处理和自救措施至关重要。以下是应急处理与自救指南。

一、常见强酸、强碱及表现

强酸类腐蚀程度和深度与浓度、接触时间、剂量和温度有关；强碱类对皮肤等损伤程度主要与浓度有关。

1. **常见强酸** 浓硫酸、硝酸、浓盐酸、氢氟酸、草酸、铬酸。

2. **各部位强酸损伤表现** ①皮肤：创面较干燥，边界较分明，局部灼痛，一般不起水疱，迅速结痂；②眼部：眼睑水肿、结膜炎，严重可导致失明；③吸入强酸烟雾会出现呛咳、流泪、咳泡沫痰，呼吸困难；④口服强酸会出现口、咽喉部、腹部剧烈烧灼疼痛，口腔、咽部充血、糜烂、溃疡，呕吐，呕吐物中可有血液，窒息等。

3. **常见强碱** 氢氧化钠、氢氧化钾。

4. **各部位强碱损伤表现** ①皮肤：充血、水肿、起水疱，局部灼痛，形成白色痂皮；②眼部：结膜充血、角膜溃疡，甚至失明；③吸入强碱：刺激性咳嗽、咳痰，呼吸困难、窒息；④口服强碱：口腔、咽喉部、腹部剧烈烧灼疼痛，恶心、呕吐，甚至呕血。

二、接触强酸、强碱的自救与施救流程

（一）自救流程

1. **脱离现场** 立即脱离毒物现场，寻找安全地方。

2. **阻断毒物吸收** 迅速将污染的衣物脱除，清水冲洗被污染的皮肤、眼部等部位，阻断毒物进一步吸收。

（二）施救流程

1. **脱离中毒现场** 施救者要做好自身防护，立即将患者脱离中毒现场；避免施救者受伤。

2. **阻断毒物吸收** ①皮肤接触：迅速脱除衣物，清洗毛发皮肤；②眼部受伤：大量清水冲洗；③吸入损伤：放松呼吸，清水冲洗鼻腔；④口服损伤：口服清水 1 000～1 500ml，有条件者可口服牛奶 200ml。

3. **不要自行服用"解毒"剂**　强酸、强碱遇到特定化学物质会变成腐蚀性更强的化学物质，对人体造成二次伤害。不要在非专业人员指导下，自行服用"解毒"剂。

4. **注意观察呼吸情况**　观察患者呼吸情况，尤其吸入性损伤，如果出现呼吸困难或停止，立即呼叫 120，在等待救援中保持呼吸道通畅。

5. **呕吐物处理**　清醒患者注意呕吐物的颜色及呕吐量；昏迷患者，注意头侧偏，防止误吸，保持呼吸道通畅。

1. 保持冷静，尽快脱离中毒现场，转移到安全环境；施救者在救助前要进行自我防护。

2. 注意毒物名称、中毒剂量，尽可能明确，以便于后期专业人员进一步诊断和治疗。

3. 尽可能减少毒物吸收，切忌自行用"解毒"剂，尽早就医；严密观察呼吸及意识情况，如出现呼吸困难、停止或昏迷，及时拨打 120。

（牛泽群）

第四十节　冻伤的应急处理与自救指南

冻伤是寒冷季节或从事低温下作业人员的常见急症，损伤程度与寒冷的程度、风速、湿度、受冻时间、人体局部状态和全身状态等有直接关系。其中重度冻伤因其病程长、治疗复杂、致残率高，给患者身心带来极大危害（图2-36）。所以冻伤的预防、早期识别以及正确的应急处理和自救措施至关重要。以下是冻伤的识别、预防、应急处理与自救指南。

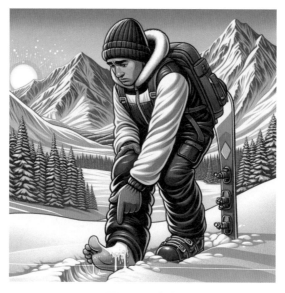

图 2-36 冻伤

一、如何判断发生冻伤

冻伤分度及常见临床表现，可以帮助判断是否发生冻伤，根据损伤范围可将冻伤分为四度：

1. Ⅰ度　引起麻木和红斑，有轻微的表皮脱落，可伴轻度水肿。

2. Ⅱ度　皮肤表皮起水疱，水疱内可见透明或乳白色液体，周围有红斑或水肿。

3. Ⅲ度　产生出血性水疱，表明损伤已扩展到网状真皮内和真皮血管丛下方。

4. Ⅳ度　通过真皮层，并涉及相对无血管的皮下组织，坏死延伸至肌肉和骨骼。

二、冻伤的预防

当组织热量损失超过局部组织灌注能力，以及软组织冻结时，冻伤就会发生。预防时必须既确保足够的灌注，又要使热量损失最小。预防冻伤的发生常采取以下防护措施。

（一）维持外周血液循环

1. 通过增添衣物、被服、补充水分等保持足够的核心温度和身体水分。

2. 尽量减少基础疾病、药物和可能降低灌注的物质（如酒精等）对外周血液循环的影响。

3. 覆盖所有皮肤，包括头皮。

4. 通过松解紧身衣物、鞋袜，避免四肢固定不动等，尽量减少血流受限。

5. 确保充足的营养。

6. 在严重缺氧的情况下吸氧。

（二）运动

运动是维持外周血流灌注的一种特殊方法，可以提高外周血管舒张的水平和频率。运动可使已受冻脚趾周围的血管舒张，并且运动中手部皮肤温度会升高。

（三）御寒

1. 避免到容易冻伤的环境中去。

2. 保护皮肤免受湿气、风和寒冷的侵害。

3. 保持局部干燥，减少四肢出汗或潮湿，如减少活动、保持贴身衣物干燥。

4. 通过增加衣物等，增加绝缘和皮肤保护。

5. 确保对变化的环境条件做出有益的行为反应。

6. 使用化学暖手套和电暖脚套来保温。

7. 低温环境中，应定期检查自己是否有四肢麻木或疼痛，如有可能出现冻伤，应尽快温暖手指/四肢。

8. 及时识别潜在的冻伤风险。

9. 尽量减少冷暴露时间，避免使用润肤剂，以免增加冻伤的风险。

三、出现冻伤时的自救与施救流程

（一）自救流程

1. 如果在野外身体的某部位被冻结，应从冻结部位移除首饰或其他紧身衣物，采取相应措施保护已冻结组织，使其免受进一步损害，切忌在冻结部位用冰或雪涂擦。

2. 现场解冻前应综合评估环境是否允许，是否存在解冻后组织重新冻结的风险；若再次冻结的风险较大，则不提倡现场解冻，以避免因组织再次冻结而引发更严重的并发症。

3. 大多数冻伤会自发解冻，如果不能实现迅速复温，则不要故意将组织保持在冻结温度以下，以免延长组织被冻结的时间，并可能导致更多的近端组织冻结和更高的致残率。如果环境和条件允许自发解冻，则应允许组织自发解冻。

（二）施救流程

1. 对非有效解冻场景的施救建议

（1）合理使用敷料：在冻伤部位、脚趾和手指之间敷上清洁、干燥的纱布或无菌棉质敷料。

（2）移动和保护：如果可以及时就诊，条件允许下避免冻结的四肢活动，足部冻伤患者不下地行走；如果不可避免地要用冻结的四肢活动，则应将患肢垫住、夹住并保持不动，以最大限度减少额外的损伤。

2. 对有效解冻场景的施救建议

（1）快速复温：伤后 2 小时内在现场条件允许下尽快温水复温，避免其他热源，例如火、加热器、烤箱，以免造成热灼伤。温水快速复温比自然缓慢复温效果更好，温水复温前应使用温度计测量水温到 38～42℃，或者将未受伤的手放在水中至少 30 秒，确认水温安全以避免烧伤。当冻伤部位呈现红色或紫色外观并且变得柔软时，表示复温有效。及时将受伤组织风干，避免擦拭，以最大限度减少进一步的损害。

（2）合理使用消毒液：大多数伤口易感染，在温水中加入消毒液，如聚维酮碘、氯己定等，可减少皮肤细菌生长。

（3）镇痛：在复温期间，可根据患者的具体情况使用镇痛药，如非甾体抗炎药或阿片类镇痛药来控制症状，以减少患者的疼痛。

（4）被动解冻：被动解冻是启动复温过程的合理措施，若无法进行现场复温，则应允许被动解冻。通过移动到较温暖的位置，并用患者或护理人员的邻近身体热量进行复温，可以实现缓慢复温。

（5）水疱处理：现场环境和条件有限，不利于水疱清除，冻伤部位水疱处理不当容易继发感染。如果水疱透明、充满液体且在疏散过程中极易破裂，则应在现场进行水疱液抽吸，使用干纱布、敷料覆盖创面以将感染风险降至最低。

（6）减轻水肿：冻伤部位解冻和复温后导致缺血组织的再灌注，易出现局部组织肿胀，若不及时采取有效的预防措施，易并发骨筋膜室综合征。

（7）吸氧：解冻组织的恢复情况取决于解冻后组织的氧合程度。对于非缺氧的患者，不提倡使用氧气；若患者处于低氧状态（脉搏血氧饱和度 < 88%）或在高海拔地区（海拔 > 2 500m），可通过面罩或鼻导管给氧。

（李　楠）

第四十一节　溺水的急救

每年夏天，各地都会出现溺亡的悲剧，令人痛惜万分。溺水是世界上意外致死的第三大原因。1～4 岁儿童和中青年为高发人群。根据世界卫生组织统计，全球每年约有 372 000 人死于溺水。

一、什么是溺水

溺水指的是人体因浸入或浸泡在水或者其他液体中经历呼吸功能障碍的过程。

二、溺亡的具体过程是什么样的

当溺水者被水淹没之后，起初会屏住呼吸、反复吞水，当液体充塞呼吸道及肺泡时，早期会反射性引起喉痉挛，喉痉挛暂时会防止水进一步进入到肺内，随着屏气的进行，溺水者会出现缺氧，随着缺氧时间的延长，喉痉挛反射会逐渐减弱，水被吸入肺内。而肺是我们进行气体交换的器官，随着气体交换终止时间的延长，溺水者因严重缺氧而出现意识丧失、呼吸停止，并最终发生心脏停搏，以致死亡。

三、当我们遇到溺水时该如何施救

（一）自救

1. **保持镇静、呼救**　当自身溺水时，要尽量保持镇定，当周围有人时，立即呼救。不要因为惊慌失措而拼命挣扎，这样反而容易使头部浸没于水中。

2. **抓紧身边漂浮物**　如身边有漂浮物时，抓紧借力浮出水面。

3. **尽可能保持仰泳姿态**　如果可以，尽可能保持头向后仰、面部向上的仰泳姿态，屏住呼吸，放松肢体，这样更容易让面部间断浮出水面，当口鼻露出水面时浅呼气、深吸气。这种姿态更容易保存体力，等待救援。

（二）他人溺水施救

1. **求救**　遇见他人溺水时，第一时间大声呼救，询问是否有专业救援人员在场。若无，立即拨打 119 和 120 求救。

2. **将溺水者拖上岸**　水性好者尽量脱去外衣、裤子及鞋袜，迅速游至溺水者附近，从其后方靠近，用左手握其右手或拖住头部将其以仰泳方式拖向岸边，也可以从其背部抓住腋窝拖出；不会游泳者切忌下水救援，应寻找长竿或绳索让溺水者拽住后将其拖上岸。

3. **评估溺水者意识状态、呼吸、脉搏**

（1）我们应立即将其安置于安全地点，取仰卧位，轻拍溺水者双肩并在双耳侧大声呼喊，判断其有无意识、有无自主呼吸及脉搏。

（2）如果溺水者还有呼吸、意识清醒，可给予保暖，并询问是否有其他不适，进行适当的心理安慰，等待救援。

（3）如果患者无意识、无自主呼吸及脉搏时（或者我们无法判断/不会判断时），我们就要立即开始 A—B—C 的溺水心肺复苏流程（溺亡的核心原因是缺氧，抢救的黄金时间只有 4 分钟）。

1）A（气道，airway）：指心肺复苏中开放气道的步骤。首先，将患者的头侧向一边，用手指抠出口腔内的异物，然后头复位，使用仰头抬颏法，将手掌放在患者的额头上，然后轻轻将头部向后倾斜，并用另一只手轻轻向前托起下巴，打开气道，保证气道通畅。

2）B（呼吸，breath）：指对溺水者进行口对口的人工呼吸。将患者鼻孔捏紧，用自己的嘴巴完全包住患者口唇，往里吹气，持续1秒并观察胸廓是否抬起。具体做法为：初始先进行5次人工呼吸，随后按照30：2的按压通气比例持续施救。

3）C（循环，circulation）：即通过胸外心脏按压的方式进行循环支持。

成人胸外心脏按压方法：找到两乳头连线的中点，将一只手的手掌心放在上面，另一只手放在第一只手上，手指交叉扣紧，保持肘关节伸直，用身体的力量快速向下按压，按压深度成人为5～6cm，按压频率为100～120次/分。

儿童胸外心脏按压方法：可以使用双手环抱胸廓，两拇指按压，或者一手的中指和环指两指按压；儿童可使用单掌按压。按压频率为100～120次/分，每次按压时间约0.5～0.6秒。婴儿和儿童按压深度为胸廓的1/3，约4～5cm。

需着重注意的是：保证每次按压后胸廓完全恢复原状，尽量减少胸外心脏按压的中断。

4）如有条件获取AED，请旁人帮助第一时间连接，必要时进行电击（具体方法参照自动体外除颤器章节）。

（三）什么时候停止心肺复苏

1. 观察到溺水者被抢救成功（也就是当我们发现患者有了意识和自主呼吸，甚至触摸到了脉搏），但是如果无法判断时，请不要中断抢救、不要轻易放弃抢救，特别是在溺水者低体温的情况下，应抢救更长时间。

2. 专业救援人员抵达现场，接替急救工作。

（四）警惕误区

电视节目、朋友圈中经常会看到倒背溺水者控水的急救方式，但实际上这种方式的危害非常大。控水会延误溺水者心肺复苏的开始时间，降低抢救成功率；其次控水会增加胃内容物误吸的风险，增加死亡率。

（五）如何防范淹溺

1. 各级学校需要在日常进行安全教育，未成年人游泳时应在监护人的陪同下，最好在游泳池游泳。即使是成年人，也不要独自一人外出游泳。

2. 下水前，完成准备活动，如水温较低，应先在岸上用水淋湿身体。

3. 不要到不知水情的地方游泳，不要到经常发生淹溺事故的水域游泳。

4. 在江边、海边旅游时，需要听从景区工作人员安排。

（周　阳）

第四十二节　烧伤的紧急处理方法

烧伤是日常非常常见的损伤，一般指热力，如沸液（水、油、汤）、热金属、火焰、蒸汽和高温气体等所致的人体组织和器官损伤（图2-37）。电能、化学物质、放射线所致的组织损伤与热力损伤造成的病理变化、临床过程相似，因此临床上习惯将它们所致的损伤统称为烧伤。

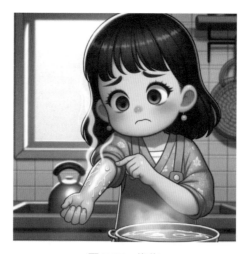

图 2-37　烧伤

所以烧伤包括了热力烧伤、电烧伤、化学烧伤、放射性烧伤。

一、热力烧伤

热力烧伤包含了我们日常生活中所说的烫伤，由于烧伤的突发性，人们在遇到这种情况时，通常不知所措，那么我们可以采取以下措施。

1. 远离热源

如果发生火焰烧伤，应尽快脱去着火衣物，或者用不易燃材料如大衣、毛毯、被子等迅速覆盖，使其与空气隔绝，或者用水浇灭火焰，避免继续燃烧加重伤情。

如果发生热液烫伤，应迅速脱去被热液浸湿的衣物。

迅速逃离现场，如火灾现场或热水池等。

2. 尽快冷疗

可以用冷水冲洗或者浸泡，这样可以减少创面残余热力继续损伤，防止创面加深，还可以减轻疼痛。一般使用清水（低于15℃）持续冲洗创面30分钟至1小时，以疼痛显著减轻为准。

对于年龄较小，或烧伤面积大的伤员（儿童 > 10% 体表面积，成人 > 10% 体表面积，正常人手掌大小约为自身体表面积1%），切忌冷疗时间过长，这样可能导致体温降低，延误转运至医院的时间。

3. 清洁覆盖

用清洁的毛巾、纱布覆盖创面，送医途中如有条件可继续冷敷。

切忌涂抹有颜色的药物，如红汞、紫药水等，也勿轻信生活经验或秘方，如涂抹牙膏、酱油、麻油、草药、香灰等。因为这些可能会影响医生判断病情，也可能导致伤情加重，使部分可能自愈的创面无法自愈。

4. 立即转运

烧伤面积大的伤员（儿童 > 5% 体表面积，成人 > 10% 体表面积）须立即向医院转运。如自行前往医疗机构，如遇路程较长、用时较多的情况，可考虑少量多次给予口渴的伤员饮用淡盐水（例如一次 100ml，每小时 2 ~ 6 次）。切忌一次大量给予，避免引起呕吐，进而导致误吸，也不宜饮用大量清水。

二、电烧伤

触电在医学被称为电击伤，它包括了电流通过人体过程中，对组织细胞的直接损伤，以及电能转换为热能时对组织的间接损伤。

电击导致的烧伤一般创面不大，但可以深达肌肉、神经、血管和骨骼，可以引起深部组织坏死、感染和出血，甚至发生肢体坏死，需要截肢。

我们在日常生活中遇到触电事故时，千万不要惊慌失措，抢救方法如下。

1. 立即切断电源

关闭插座上的开关或拔除插头，或直接关闭电源总开关。

如果不能关闭电源开关，可站在绝缘物上，如塑料布、木板等，用扫帚或木棍使电线离开触电者身体。

2. 紧急救护

当伤员脱离电源后，如果心跳、呼吸骤停，应立即予以心肺复苏，同时呼叫救护车。

三、化学烧伤

化学烧伤在日常生活中较为少见，其急救措施和热力烧伤有一定的共通性。值得注意的是，头面部化学烧伤特别要注意眼、鼻、耳、口腔的情况，如有眼部化学烧伤，应优先处理。

此外，大量清水冲洗同样适用于绝大部分化学烧伤，但是对于一些不溶于或微溶于水的化学物质如苯酚，应先用溶解剂如 50% 聚乙二醇或 70% 乙醇，将其从皮肤上清除。生石灰含有氧化钙，与水反应可形成强碱——氢氧化钙，因此冲洗前应尽量用干布将生石灰从皮肤上擦拭干净。

四、放射性烧伤

当发生放射性烧伤时，一般意味出现核事故或放射事故，此时处理往往需要大量专业仪器、设备。

公众首先要通过政府部门发布的信息、公告了解事态的严重程度。不信谣、不传谣，不要通过网络发布未经证实的消息，也不要随意对事故进行评论。

其次，人员需要进入或停留于室内进行隐蔽，关闭门窗及通风系统，降低人体接触放射性物质的概率。

撤离时要听从相关人员安排，尽量只携带必需、重要的物品，尽量少携带毛绒制品，不带宠物。

五、容易忽视的特殊烧伤

（一）低温烫伤

冬季大家使用暖水袋、电热毯、"暖宝宝"、USB 取暖设备等时，导致局部皮肤发红、肿胀、脱皮甚至出现水疱，这就是典型的"低温烫伤"。

低温烫伤多见于婴幼儿和老年人，因为他们往往欠缺表达能力。此外，过度饮酒、劳累时也容易出现，特别是糖尿病患者由于皮肤感觉异常，非常容易出现低温烫伤，而且他们的创面较深，往往经久不愈。

因此，预防低温烫伤十分重要。预防措施如下：

1. 对于婴幼儿、老年人、生活不能自理及感觉功能障碍者，避免将取暖设备长时间接触皮肤或放于同一部位。

2. 皮肤及热源之间采取一定的隔离手段，比如在热源表面包裹一层毛巾等。

（二）日光性皮炎

随着人民生活水平的提高，大家到海边度假时喜欢晒日光浴，但是日光暴晒数小时至十余小时后，暴露部分可能出现日光性皮炎。即边界清楚的鲜红色红斑，严重者出现水疱、糜烂，然后红斑颜色变暗、脱屑，留有色素沉着。

有一部分人由于过敏体质，进食某些食物或药物后，接受一定的日照后也可能出现日光性皮炎，这类食物或药物称为光敏性食物或光敏性药物，如下述所列。

蔬菜：雪菜、莴苣、茴香、苋菜、荠菜、芹菜、萝卜叶、菠菜、荞麦、香菜、红花草、油菜、芥菜。

水果：无花果、柑橘、柠檬、芒果、菠萝。

药物：白芷、荆芥、防风、沙参、磺胺类药物、阿司匹林、对氨基水杨酸钠、四环素、马来酸氯苯那敏（扑尔敏）、氯氮䓬（利眠宁）、口服避孕药、雌激素等。

光敏性食物或药物发生光敏反应必须满足光照、敏感体质和进食光敏性食物或药物三个条件，缺一不可。因此，即使进食光敏性食物或药物，也不一定会出现光敏反应。

（古长维）

第四十三节　火灾的急救处理

火灾是严重威胁人民生命财产，影响经济发展和社会稳定的常见灾难类型。其常发生在公众聚集场所及居民聚集区，由于城市高层建筑越来越多，高层建筑具有烟囱效应，火灾蔓延快，人员疏散困难。因此，大家有必要了解火灾时的注意事项。

一、公共场所火灾逃生方法

1. 保持冷静，明辨出口

在进入公共场所时，要先熟悉安全出口和疏散楼梯位置，当发生火灾时须保持清醒的头脑，明辨安全出口方向。

2. 随机应变，多路逃生

在发生火灾时，一般人习惯从哪里进来，还从哪里出去，并且不知道其他的安全出口，这样极易造成主要的安全出口堵塞，使人员无法顺利通过而滞留火场。如果距离主要安全出口较远，这时就要克服盲目从众心理，果断放弃从主要安全出口逃生的想法，选择破窗或者其他的逃生方式。对于设在楼底层的场所等，可以直接从窗口跳出；对于设在 2 ~ 3 层的场所等，可借助工具顺着下水管道往下滑，尽量缩小与地面的距离，下滑时尽量双脚先着地；对于设在高层的场所，可参照下节（高层建筑火灾逃生方法）的相关内容。

3. 防止烟雾中毒

由于公共场所装修装饰时往往采用大量可燃、易燃材料，有的甚至是有机高分子材料，燃烧时会产生大量有毒的烟气。因此，逃生时不要到处乱跑，并应避免大声哭喊，以免大量烟气进入呼吸道，应采用水（一时找不到水时可用其他不燃液体代替）打湿身边的衣服、毛巾等物捂住口鼻，并采取低姿势行走或匍匐爬行，以减少烟气对人体的伤害。

4. 寻找避难场所

公共场所发生火灾时，如果逃生通道被大火或浓烟封堵，又一时找不到辅助逃生设施，被困人员只有暂时逃向火势较轻、烟雾较淡处，寻找或创建避难间，向窗外发出求救信号，等待救援人员营救。

5. 切忌重返火场

逃离火场的人员千万应记住，不要因为贪恋财物或寻找亲朋好友而重返火场，而应告诉消防救援人员，请求帮助寻找救援。

6. 及时报警

如果发现如电线打火、窗帘着火、垃圾桶冒烟等异常情况，应立即通知附近工作人员，并立刻报火警，不要因延误报警而使小火形成大灾，造成重大的损失。

二、高层火灾逃生方法

1. 明确着火的楼层、部位

一是通过门窗观察，二是听火灾事故广播，三是听人的呼喊声。打开门窗时应注意：如窗外有烈火浓烟向上蔓延，表明下层着火，就不要开窗。

2. 正确选择逃生方向

当着火点在居住楼层或上层时，应在关闭自家门窗后，毫不犹豫地选择向下的逃生方向，利用楼梯间向下层撤离，一直到建筑之外的安全位置。

若着火点位于下层，且烟雾和火势已封锁了向下层逃生通道的空间，应立即选择向楼上避难楼层或楼顶平台的逃生方向。若发现向楼顶平台逃生的通道已充满烟雾时，应在采取安全防烟、防高温等措施条件下，想办法逐步接近设有单元间横向疏散连廊的住户，从其连廊疏散通道撤离至另一个建筑单元安全逃生。

如烟火已经将整栋建筑内的疏散通道封锁，这时需要放弃向外撤离的选择，用沾水的湿毛毯、棉被把室内门窗封好，在有效防止烟火侵入的情况下，可打开外窗呼喊求救，或利用固定和移动电话向 119 及 110 求救。其次，在室内有少量烟雾入侵的情况下，卫生间是一个相对理想的避难点，清空卫生间内一切可燃物，依靠卫生间内的自来水水源，短时间内可以保证安全。

如着火点在居住楼层的下 1~3 层，家中又备有逃生面具，且封闭楼梯间内烟雾较少的情况下，可带上逃生面具并利用湿毛巾或湿毛毯、棉被配合，由封闭楼梯间俯身快速向下撤离至建筑之外。

3. 灵活选择逃生方式

逃生前在开启房门时，先用手背碰一下开门的金属把手，如果门把高热烫手或门缝有烟窜进时切勿开门，说明烟火已经蔓延至门前厅或电梯前室，此时不宜盲目向外撤离；若金属门把不烫手，则应先将门打开一道缝进行情况观察，此时要用力控制开门的力度，防止热气流突然把门冲开。

睡眠中突然被火灾惊醒时，不要惊慌，立即穿好衣服，从外窗和居室门等处查看火情，在判断具有撤退条件时，全家人要一起利用湿毛巾捂鼻，俯身沿封闭楼梯向外撤离，低姿行走时头部不宜高于地面 0.8 米。

邻居家中起火时，不要强行开门，在做好一切防烟、防高温的准备后，正确选择逃生方向，迅速撤离危险区域。如无法向外撤离时，应立即用水将室内可燃物质打湿，并且，要不间断地向外窗和居室门外泼水，用湿毛毯、棉被将其密封。与此同时，利用通信工具向 119 和 110 报警求救，然后，等待消防队员营救。

逃生时如携带婴儿，可用湿毛巾蒙住婴儿的脸或戴上逃生面具，双手抱紧快步俯身沿楼梯撤离现场，撤离过程中要不时查看婴儿的呼吸情况以防窒息。辅助老人逃生时，应利用湿毛毯、棉被和湿毛巾配合，单臂紧紧抓住老人一侧胳膊，俯身沿楼梯撤离现场，行进间要注意老人的身体情况，速度可快可慢，防止老人因高度紧张和体力不支而晕厥。

结合事故广播的引导，准确选择逃生路线。商贸楼、大酒店、写字楼等一些高层建筑内都安装有事故广播系统，针对建筑内所发生的一切灾情，建筑内的消防管理人员都会在第一时间利用广播系统向全体人员播报。因此，遇险人员要仔细听清广播播报内容，结合自己面前的实际情况，做出准确的判断，实施逃生行动。

自救、互救逃生。火灾中遇险的青壮年男士应首先利用各楼层设置的墙壁消火栓及楼层内配置的灭火器等，展开对初期火灾的扑救，实施自救行动。对老、弱、病、残、孕妇、儿童及不熟悉环境的人员，青壮年男士要利用逃生面具和湿毛巾等防烟器具，引导辅助其疏散，共同逃生。

利用消防设备进行逃生。用于疏散人员的消防设备有多种，如：逃生缓降器、救生气垫、楼顶缓降装置等。

（古长维）

第四十四节 触电的应急处理与自救指南

触电指电流通过人体导致的组织器官损害或猝死。对人体的损伤分为三种形式：一为电击伤（含雷击），即触电瞬间神志丧失，呼吸、心搏骤停，体表损伤不明显，救治措施为心肺复苏；二为电弧烧伤，人体虽不直接接触电源，却因电火花所致的热力烧伤，可按烧伤处理；三为最常见的高压电烧伤，即人体接触高压电后，局部温度可达 3 000℃，电流可经过人体，有明显的"入口"和"出口"，在电流通路中可出现多样性损伤。据统计，我国农村每年的雷电击死亡达 5 000 人，多发于 7、8 月份。

一、如何识别触电

全身表现：轻者恶心、头晕、心悸或短暂意识丧失；重者抽搐、休克、心室颤动、呼吸心搏骤停，但属于"假死"状态，如果及时心肺复苏，多可恢复，雷电击伤特征表现为皮肤血管收缩呈网状图案。

局部表现：由于高温损伤可出现局部碳化表现，以"入口"和"出口"处烧伤最重，入口又重于出口，外表干枯、凹陷、呈蜡黄色等。组织损害"外小内大"，而且电流通过肢体时，触电的肢体因屈肌收缩关节而处于屈曲位，在肘关节、腋下、腘窝部及腹股沟部，其相互接触的近关节皮肤可因电流经过产生间断性创面。

所以在肘、腋、膝、股等处常出现"跳跃式"深度烧伤。

二、如何进行急救处理

（一）现场急救

1. 若为低压电源（关、断、隔、挑、拉）

（1）如果触电地点附近有电源开关或插销，可立即关掉开关或拔出插销，切断电源。

（2）如果找不到电源开关或距离远，可用有绝缘把的钳子或用木柄斧子断开电源线；或用木板等绝缘物插入触电者身下，以隔断流经人体的电流。

（3）当电线搭落在触电者身上或被压在身下时，可用干燥的衣服、手套、绳索、木板、木桥等绝缘物作为工具，拉开触电者或挑开电线使触电者脱离电源。

（4）如果触电者的衣服是干燥的，又没有紧缠在身上，可以用一只手抓住他的衣服脱离电源。但因触电者身体带电，其鞋的绝缘性可能遭到破坏，救护人员不得接触带电者的皮肤和鞋。

2. 若为高压电源

（1）立即通知有关部门停电。

（2）戴上绝缘手套，穿上绝缘鞋，用相应电压等级的绝缘工具拉开开关。

（3）抛掷裸金属线使线路接地，迫使保护装置动作，断开电源。注意抛掷金属线时先将金属线的一端可靠接地，然后抛掷另一端，注意抛掷的一端不可触及触电者和其他人。

3. 现场救治原则

"迅速、就地、准确、坚持"。若出现昏迷不醒，甚至呼吸心搏骤停，不应认定为死亡，而是"假死"状态，应立即就地、准确、持续地进行心肺复苏（口对口人工呼吸、胸外心脏按压、电除颤）等措施（做好超长心肺复苏准备）。据统计，触电 1 分钟后开始救治者 90% 有良好效果，6 分钟后开始救治者 10% 有良好效果，而在 12 分钟后开始救治者，救活的可能性就很小了。由此可知，动作迅速是非常关键的。

4. 检查其他复合伤

注意触电后有无高处坠落史，避免遗漏其他复合伤。

（二）医院救治

1. 液体复苏，因为电烧伤后深部组织损伤重于体表，计算烧伤面积时应高于体表烧伤面积的 3 ~ 4 倍；注意补充碳酸氢钠碱化尿液，保护肾脏；可加用甘露醇利尿，要求每小时尿量 > 50ml，及时减轻筋膜腔的张力，避免坏死加重。

2. 早期应用抗生素，并预防破伤风。

3. 择机行创面的手术处理。

（柯昌伟）

第四十五节　爆炸伤怎么处理

一、什么是爆炸伤

爆炸伤是由于爆炸形成的人体损伤。广义上的爆炸分化学爆炸、物理爆炸和核爆炸三类。化学爆炸主要由炸药或可燃性化学制剂等引起;物理爆炸由包括锅炉、高压锅等超高压气体引起。局部空气中有较高浓度的粉尘,在一定条件下也能引起爆炸。

二、爆炸伤有哪些特点

爆炸伤有以下这几项特点:①程度重、范围广;②有方向性;③外轻内重;④复合伤。

三、爆炸伤的损伤机制是什么

爆炸伤的损伤机制见表 2-3。

表 2-3　爆炸伤损伤机制

爆炸级别	爆炸机制
一级爆炸伤	冲击波
二级爆炸伤	受害者被飞行碎片击中
三级爆炸伤	受害者身体被抛出,撞击其他物体
四级爆炸伤	烧伤、吸入伤

部分学者认为,暴露于爆炸引起的化学、生物或放射性物质的污染导致的超级炎症状态,是第五级损伤。

四、遇到爆炸伤如何急救

1. 身处爆炸现场,如何自我急救

(1)用双手抱住头部,脚后跟朝爆炸点方向,顺着冲击波趴下,或者躲在掩体后面。

(2)趴下后,面朝地面,张开嘴来平衡中耳压力,减小爆炸对鼓膜造成的冲击。

（3）捂住口鼻，可以过滤一部分烟尘。

（4）确认安全后，远离爆炸点，然后朝上风口撤离。

2. 遇到爆炸伤，如何施救

首先确认施救环境安全，保证自身安全情况下，进行施救。施救时要注意以下几点：

（1）通气：爆炸导致的冲击波和高温烟雾甚至有毒气体，都会对肺造成严重损伤，如出现呼吸停止，立即人工呼吸。

（2）止血：如果有出血，迅速判断出血部位，进行止血。

（3）包扎：对于任何部位的伤口，去除污染物后，用无菌或洁净纱布覆盖，不可擅自涂抹药水或药膏；对于眼外伤，尤其不能搓揉眼睛，不能擅自点眼药水。

（4）固定：就地采用木板条、布带等物品，对可能有骨折的肢体进行固定，可以减少出血和疼痛，避免神经损伤。

（5）转运：患者心跳、呼吸恢复后，立即进行转运，到医院救治。搬运时维持患者轴向体位，不能弯折身体，运送过程中避免颠簸，以免造成二次损伤。

（赵　扬）

第四十六节　挤压伤的应急处理与自救指南

一、什么是挤压伤

挤压伤是指身体遭受外力压迫和挤压导致的损伤。常见的挤压伤包括：车祸中的肢体挤压、地震等灾害中房屋倒塌导致肢体受压等。挤压伤可能导致血液循环受阻、组织缺血和坏死，甚至骨折，严重时可能危及生命。对挤压伤者实施救援时，正确的操作对伤员的预后非常关键。以下是挤压伤的自救与施救指南。

二、挤压伤的自救与施救流程

（一）自救流程

1. **保持冷静**　在遭遇挤压伤时，首先要保持冷静，不要惊慌失措。

2. **解除挤压力**　如果可能，尽力移开施压物，减轻对身体的压力。

3. **呼救**　如果你能自己行动，请尽快呼叫急救电话或向旁人寻求帮助，及早获取专业救助非常重要。

4. **维持呼吸道通畅**　如果受挤部位导致呼吸困难，你可以用手、物体或墙壁等支撑自己，以维持呼吸道的通畅。

5. **控制出血**　如有出血，使用临时的绷带、纱布或衣物直接压迫伤口以止血。如果出血严重，尽量保持压力，直到专业救援人员到达。

6. **避免移动受伤部位**　尽量避免移动受伤部位，以防进一步损伤，等待医疗救援的到来。

（二）施救流程

1. **协同救助**　如果目击到他人遭受挤压伤，首先要保持冷静并尽快呼救，将紧急情况告知 120 或其他专业救援人员。

2. **挤压力解除**　在能够保证安全的前提下，可以尝试移除施压物，减轻伤者的压力。如果肢体受压时间较久，则应避免迅速解除挤压力，防止坏死组织产生的毒素等回流入血，造成挤压综合征。

3. **维持呼吸道通畅**　施救时应检查并及时清除伤者口鼻内呕吐物或异物，确保伤者的呼吸通畅。如果需要，可以稳固伤者的头部，以确保呼吸道开放。

4. **控制出血**　如果有出血，可以使用绷带、纱布或者衣物等压迫伤口来控制出血。

5. **固定受伤部位**　如无必要，尽量避免搬动伤者，或移动受伤部位，以防进一步损伤。

6. **安抚与安慰**　在等待救援的同时，可以给予伤者心理上的支持和安抚，鼓励他们保持冷静，并做好沟通。

7. **分工合作**　在施救过程中，分配任务并相互配合。例如，一个人负责呼救，另外的人尽力移开施压物。

（殷若哲）

第四十七节　醉酒后如何处理

饮酒，是社交活动的一部分。然而，了解如何在醉酒后妥善处理自己，以及如何在亲友醉酒时提供帮助，对于确保健康和安全是至关重要的。

一、醉酒后可能出现的症状

醉酒后，你可能会感到眼冒金星、头晕目眩，甚至可能像坐在过山车上那样晃来晃去。你可能感到口渴得要命，有些人还会感到恶心，最终可能呕吐。不仅如此，你可能还会失去平衡、说话结巴，甚至会记不住刚才发生了什么。这些都是因为酒精对大脑和身体的影响。

二、哪些人应慎重饮酒

并不是每个人都能轻松应对酒精。所以，以下三类人需要特别小心饮酒：

1. **未成年人**　如果您还不到法定饮酒年龄，那么还是等等吧，因为酒精可能会损害身体和大脑发育。

2. **孕妇**　妈妈们，要记住，酒精对胎儿有害，可能会威胁宝宝的健康。

3. **有某些疾病的患者**　如肝病、心脏病患者，或接受某些特定药物治疗的患者，因为酒精可能会与这些疾病相冲突。

125

三、醉酒后应注意什么

如果您喝得太多，这里有一些重要的注意事项：

1. **不要驾驶**　醉酒驾驶是非常危险的，不仅会危害您自己的生命，还可能对其他人造成伤害。

2. **饮水**　酒精容易让我们脱水，所以不要忘记喝足够的水，以减轻头痛和其他不适症状。

3. **不要过量**　酗酒可能导致严重的健康问题，所以要小心控制自己的饮酒量。

四、醉酒后家属需要如何护理

如果您的亲友醉酒了，您可以采取以下措施：

1. **确保安全**　确保他们不会发生危险，比如摔倒等，尤其在上厕所或洗澡的时候。

2. **监测呼吸**　确保他们正常呼吸，如果出现异常，比如嗜睡和严重呕吐，请采取紧急措施。

3. **避免受凉**　寒冷季节应为醉酒的亲友做好保暖。

五、当出现嗜睡和严重呕吐时应该如何处理

如果醉酒者表现出极度嗜睡和严重呕吐，您应该确保他们侧身躺下，以防误吸呕吐物阻塞气道导致窒息，然后尽早就医——因为这可能是严重的酒精中毒迹象。

六、醉酒后的营养和休息

想要快速康复？补充一些食物和好的睡眠可以发挥奇效。酒精可能导致您的血糖水平下降，所以吃些容易消化的食物，如面包或饼干等，可以让您感觉舒服一点。此外，多休息有助于身体更快地摆脱酒精，减轻头痛和恶心。

七、长期饮酒的风险

饮酒可以是一种社交方式，也可以是个人爱好。但如果长期过量饮酒可能导致各种健康问题，包括肝脏疾病、心脏问题、癌症、记忆问题等。所以，饮酒要有度，不要让它成为潜在的健康风险。

1. **酒精与精神健康**　酒精可能会影响您的情绪和心理健康。虽然酒精可能在短期内振奋情绪，但它也可能导致情感波动和焦虑。过度饮酒可能加重精神健康问题，因此要时刻关注自己的情感状态，如果需要的话，积极寻求外界帮助，不要依赖酒精来缓解情感问题。

2. **社交压力和拒绝饮酒**　在某些社交场合，人们可能会面对不得不饮酒的尴尬。但您有权选择是否饮酒，不必为了他人而放弃自己的原则。如果您决定不饮酒，可以选择无酒精饮料，以便更好地融入社交活动。另外，"今天吃了抗生素"或许也是很好的拒绝饮酒的"借口"。

3. **寻求专业帮助**　如果您发现酗酒已经影响了您的工作、家庭或社交生活，那么请寻求专业的帮助。心理医生或许可以为您提供专业的支持和治疗，帮助您克服酒精问题。

综上所述，饮酒是一种社交体验，应该让您感到愉快和放松，但只有在保证安全和健康的前提下，才能真正享受其中的愉悦。

（潘龙飞）

第四十八节　当酒与药相遇
——饮酒后不宜吃的药物

饮酒不利于健康，哪怕是一滴酒，对健康也是弊大于利，所以，避免饮酒是上上之选。但对国人而言，酒文化已经深入到家人团聚、挚友相逢，以及各种社交人情中，如果在服药前后需要饮酒，如何是好？

说到饮酒与服药，最熟悉的莫过于双硫仑样反应。那到底什么是双硫仑样反应呢？双硫仑样反应的发生，是因为在服用某些药物——最为大家熟悉的就是头孢类药物后，药物的存在使得机体内乙醇代谢异常，大量具有毒性的中间代谢产物乙醛蓄积，引起一些类似于应用戒酒药物（双硫仑）后出现的反应，如颜面部潮红、心悸、头晕头痛，胸闷、胸痛以及恶心、呕吐等，严重者可出现烦躁不安、视物模糊、精神错乱等，甚至出现休克、心力衰竭、惊厥及死亡。所以，饮酒后是不能服用头孢类药物的。

其实除了头孢类抗生素，还有很多药物在服用前后也不能饮酒。这些药物包括：

1. **抗生素类**　阿莫西林，头孢唑林、头孢替安、头孢呋辛、头孢拉定、头孢克洛、头孢克肟、头孢哌酮、头孢曲松以及头孢他啶、头孢噻肟等；拉氧头孢、氯霉素、红霉素、左氧氟沙星、诺氟沙星、莫西沙星、甲硝唑、替硝唑、酮康唑、复方磺胺甲噁唑以及异烟肼等这些药物均可引起双硫仑样反应。

2. **降血糖药物**　苯乙双胍、格列本脲、格列齐特以及胰岛素等。

3. **镇静药和催眠药**　安定、劳拉西泮等。

4. **抗抑郁药和抗焦虑药**　帕罗西汀、西酞普兰等。

5. **心血管药物**　饮酒可能增加药效，也可能导致心律失常。

6. **镇痛药**　饮酒可能会加重对肝脏的伤害。

7. **其他药物**　如华法林、别嘌醇。

如果饮酒后需要服药怎么办？如果饮酒后非得吃药，下面两点值得收藏：

1. **问专家**　先问问医生或药剂师，他们是最懂的人。他们会告诉你什么情况下可以安全吃药。

2. **看标签**　仔细看看药物包装上的标签，特别是关于酒精的警告。标签上通常会有这方面的信息。

如果不小心在饮酒后已经服用了上述不宜与酒精混用的药物，下面的应对方法可供参考：

1. **停止饮酒**　如果您还没有停止饮酒，立刻停止饮酒以减少药物和酒精之间的相互作用。

2. **饮足够的水**　喝足够的水可以帮助稀释体内的酒精和药物，减轻不适症状。

3. **观察自身症状**　仔细观察自身的身体状况，如果出现异常症状，如头晕、呕吐、心悸、意识丧失或其他不寻常的症状，应立即寻求医疗帮助。这可能是药物和酒精相互作用的迹象。

4. **联系医生**　联系医生或药剂师，告知他们您已经在饮酒后服用了药物。他们可以为您提供进一步的建议和处理方法。

5. **避免机动车驾驶**　如果您怀疑自己受到了酒精和药物相互作用的影响，绝不要尝试驾驶机动车，或从事需要警觉和集中注意力的活动，以确保自己和他人的安全。

那饮酒后，多长时间可以服用抗生素或者降糖等药物呢？一般情况下，饮酒 1 周后使用是比较安全的。反之，服用这些药物的患者，建议 1 周内是禁止饮酒的。

（张正良）

第三章

中医
科普知识

第一节 中药、中成药怎么吃

中成药是以中药材为原料,在中医药理论指导下,为了预防及治疗疾病的需要,按规定的处方和制剂工艺将其加工制成一定剂型的中药制品,是经国家药品监督管理局批准的商品化的一类中药制剂。因此,作为供临床应用的中成药,不但要具备相应的药名、用法用量、规格和特定的质量标准及检验方法,而且要有确切的疗效、明确的适用范围、应用禁忌与注意事项。近年来,人们对中药及中成药的接受度普遍较高,然而,很多人却对如何用药存在疑问,以下是大多数人存在的疑问。

一、中药、中成药正常人是否能随便吃

一般来讲,中草药属天然药物,与化学合成的西药相比,出现毒副作用较少,但也非绝对安全,如应用不当也可出现中毒。中毒的原因除了伪劣中药掺杂、炮制不当、药物品种不同等人为因素外,很多情况是由服药者未遵医嘱所造成。比如有些药物有严格用量限制,如马钱子、细辛、雷公藤等,加大剂量往往造成中毒。即使是注明"无毒"的中草药或中成药也应当提高警惕。

流感高发时期,人们经常将板蓝根冲剂当成预防类药物,有事没事吃它几袋,服下不少。您知道吗?近年来已发现乱服板蓝根,引起消化道黏膜出血及造血系统障碍等不良反应,甚至过敏致死。

除了板蓝根,其他非处方中成药也不可随意乱吃。例如黄连素片,目前应用甚广,能治多种疾病,但其不良反应偶见恶心、呕吐、皮疹和药热;灵芝片,主要作用为养心安神、补血益气、止咳平喘,但极少数患者可出现头晕、口鼻及咽部干燥、鼻衄、面部潮红、恶心、食欲不振、心慌、胃部不适及便血等;胆石通,主要作用是利胆排石、消炎清热,对胆石症、胆囊炎、胆管炎等效果不错,可是患严重的消化道溃疡、心脏病、重症肌无力的患者也不能服用;防治冠心病的药物如地奥心血康胶囊,对冠心病效果不错,可有的患者服

用此药后，也发生了头晕、头痛、口渴、失眠、便秘、嗜睡、月经不调等；还有丹参片，对活血化瘀、镇静安神、调经止痛的效果比较明显，可也有的患者服后出现口干、咽干、恶心、呕吐、乏力等不良反应；服用云南白药过量会发生头晕、眼花、站立不稳、恶心、呕吐、舌头及全身发麻、躁动不安等中毒反应；小小的六神丸多服了几粒，也可能出现抑制心跳等副作用；消渴丸中掺杂了西药优降糖（格列本脲），服用者如误认为是中药制剂而自作主张，加量服用，可出现低血糖反应；某些治疗感冒的中药复方中含有扑尔敏（马来酸氯苯那敏）成分，超量服用这类药，也可造成头晕、嗜睡等不良反应，且有前列腺肥大者也不宜服用。所以，当您在用中成药及中药时，也要谨慎小心，以免被"非处方中成药无毒副作用"这一错误观点而误导。一旦出现皮疹、皮肤瘙痒或头昏、头晕、头痛、恶心、呕吐、心慌、胸闷等不良反应立即停药，并去医院处理。

当然，我们不能被中药的毒副作用所影响，从而对中药望而生畏。其实在我们日常生活及饮食中，也在不经意间接触到已经作为我们日常饮食的"中药"，比如：山楂、山药、薏苡仁、绿豆、生姜、大枣、百合等，即中医指的"药食同源"。《黄帝内经太素》中指出"空腹食之为食物，患者食之为药物"，便反映出古代药食同源的思想。药王孙思邈于《千金要方》一书专设"食治"篇，记载许多食疗配方，总结阐述了药食同源的基本理论，如"食有偏性""饮食有节""五味不可偏盛"等，创建"以食疗疾"的学说。一般认为药食同源产品多性味平和，多具有长期服用的特质。药食同源产品主要有益气补精、轻体延年、养心益智、美容护肤、泻火除烦、开胃增味等作用。

我们普通人在日常服用时要做到注重整体，辨识使用；注意配伍，合理调配；优选药材，科学烹制；适量有恒，有的放矢。并且我们要听从专业医师的指导，切勿盲目进补、滥用药物，应注重药物之间的配伍，切勿忽略炮制。

中药煎服法：中药煎药容器以砂锅为主，其导热均匀、热力缓和、保温性强、水分蒸发慢，忌用铜锅、铁锅、铝锅。因为多种金属离子在煎煮过程中可与中药所含如鞣质、油脂、生物碱、蒽醌类、香豆素等多种成分发生反应，影响药效。煎药时首先将中药置于砂锅里，倒入冷水使水面没过药材 3 ~ 5cm 并浸泡 30 分钟；一般中药需要煎煮两遍，第一遍时先用大火把中药烧开，小火煎煮 30 分钟左右，将药液倒入碗里；第二遍时在药壶里添入热水（或开水），将药渣再煎 15 分钟，将药液倒入碗中。将两遍煎好的药液混合在一起，把碗中的药分为两份，分两次服用。服药一般宜饭前或饭后一小时左右服用。滋补药宜空腹服，安神药宜在睡前服等。临床上多嘱咐患者早晚分服一剂，每次服用 150～200ml 为宜。

二、疾病怎么吃中药

慢性肝肾疾病患者可以选择中药治疗，中药具有非常理想的优势，可以改善患者肝肾功能。中药在调理慢性肾功能不全、慢性肝病时，需要一个长期且缓慢的过程，虽然不能直接根除疾病，但是在服用中药之后，很多患者的症状能够得到非常明显的改善。需要注意的是，在服用中药治疗慢性肝肾疾病的过程中，服用者需要同时调整情绪、调整生活规律、注意作息时间。此外，中药也有调节自身免疫力的作用，可以辅助治疗慢性肝病，但中药的抗病毒作用不太明显，要配合西医治疗，饮食上也要注意，不要吃辛辣刺激性的食物。

（安　鹏）

第二节　三伏贴是什么，哪些人适合

一、三伏贴是什么

（一）三伏贴与三伏天

常言道："夏练三伏，冬练三九。"三伏天是按照我国古代的"干支纪日法"确定的。每年夏至以后第三个庚日（指干支纪日中带有"庚"字的日子）为初伏，第四个庚日为中伏，立秋后第一个庚日为末伏，合起来称为三伏。夏季三伏，是自然界阳气最为旺盛且温度较高的时间。三伏天人体腠理开泄、汗液增多，外界暑气逼人，致阳气宣泄太过而体内阳气匮乏的体质特征，处于"阳盛于外而虚于内"，复加贪凉、进食冷，容易导致内寒过甚，以至于体内阳气更衰。三伏贴是在三伏天里将辛温散寒的中药制成膏药，贴敷于人体特定穴位，通过药物对穴位产生的热性刺激达到防病、治病的中医治疗手段。并且由于三伏天多高温，人体皮毛腠理易张开，药物最易进入人体，邪气也易驱除人体。

三伏贴最早来源于记载于秦汉的古方"白芥子敷法"，清代医家张璐所著《张氏医通》中记载："冷哮灸肺俞、膏肓、天突，有应有不应。夏月三伏中，用白芥子涂法，往往获效。"用白芥子、延胡索、细辛、甘遂等几味中药研末，再加入麝香、姜汁等贴敷穴位来治疗寒喘冷哮，这种方法一直沿用至今。《张氏医通》为近代三伏贴的配方奠定了基础，也为后世的临证选穴提供了理论指导，对三伏贴的临床应用具有深远影响。经过后世临床实践发现，天灸法（三伏贴）还可以用来治疗虚寒证引起的各种呼吸系统疾病，包括过敏性鼻炎、过敏性哮喘等，进而对虚寒性疾病也有较好的疗效。

（二）三伏贴的作用

三伏贴是传统中医药疗法中的特色疗法，根据《素问·四气调神大论》中"春夏养阳"的原则，将辛温散寒的中药药膏贴于天突、膻中、中脘、足三里等穴位，此时中药贴敷最易刺激穴位、激发经气，使药物通过皮肤渗透吸收，促使经络畅通、气血调和、鼓舞正气，增加抗病能力，有效提升温补人体阳气，祛除体内虚寒，调整人体阴阳平衡、鼓舞正气，最后达到冬病夏治的目的。

二、哪些人适合贴三伏贴

中医认为所有虚寒性疾病皆可三伏贴治疗。目前临床多应用于呼吸、消化、运动、泌尿系统，以及妇科、儿科疾病，并且可以调理人体的亚健康状态。呼吸系统多适用疾病：反复感冒、慢性咳嗽、慢性阻塞性肺疾病、慢性支气管炎、哮喘、过敏性鼻炎等，临床取穴肺俞、天突、大椎。消化系统多适用疾病：慢性胃炎、慢性肠炎、慢性腹泻、胃肠功能紊乱等，临床取穴中脘、关元、足三里。运动系统适用疾病：颈肩腰腿痛、老寒腿等，临床取穴阿是穴、肩髃、曲池、膝眼。泌尿系统适用疾病：慢性肾衰竭、透析者，临床取穴肾俞，太溪。妇科适用疾病：痛经、宫寒等，临床取穴关元，命门，三阴交。儿科适用疾病：小儿反复感冒、慢性咳嗽、支气管炎、哮喘、遗尿、厌食、腹泻等，临床取穴肺俞、中脘、关元。亚健康状态调理适用于：阳虚体质，临床取穴肾俞、足三里。

三、三伏贴注意事项有哪些

三伏贴一般成人每次贴敷约4～6小时，小儿（3～7岁）每次贴敷约0.5～2小时为宜。在贴敷期间，皮肤局部可能会出现轻微痒、痛、发热等感觉，因个人体质差异，有可能贴敷处出现明显色素沉着，有些患者还会出现小水疱，这些均属于正常反应。小水疱可自行吸收，大水疱者应及时来医院处理。严重皮肤病、感染性疾病患者，过敏体质（如对贴敷药物成分及胶布过敏），妊娠及行经期间妇女等禁止使用。3岁以下的幼儿不宜使用。贴敷药物后宜清淡饮食、忌烟酒、禁食辛辣刺激性食物及海鲜、牛羊肉、韭菜等食物，以减少不良反应的发生。敷贴后可以洗澡，但不要搓背和使用沐浴液，淋浴后用毛巾轻轻吸干贴敷部位皮肤上的水。如皮肤起疱，最好等疱消失后再洗。

（安　鹏）

第三节　哪些急症可以针灸

疾病种类繁多，急症更是范围甚广。急症之特点主要在于急，第一指发病急骤，第二指疾病严重，病势凶猛，病情笃重而易于逆变，若不即刻火速救治，常危及生命。常言道："急则用针，缓则用药。"针灸对于急症的治疗独具特效，针灸效应快捷，善于救急，可阻止病情的发展与恶化，能为抢救或者治疗争取时间，最终达到治愈的目的。

一、针灸治疗急症的独特优势

1. **调节阴阳平衡**　有效地平衡逆乱之阴阳是救治急症的关键，这与针灸的基本作用之一"调阴与阳"十分一致。

2. **针灸及时，简便**　急症来势急，发展变化快，须及时就地施治，针灸的长处之一便是不受处所、时间、设备、药物等环境条件的限制，随时随地应急。

3. **适应范围广，安全**　一般情况下，正确掌握针灸操作方法，极少产生不良反应。针灸对某些急症有转危为安、化险为夷之功。

二、针灸治疗急症的基本原则

现代医学诊病的核心——辨病，中医诊病的特点——辨证，二者相辅相成，明确诊断。《灵枢·病本》曰："谨详察间甚，以意调之；间者并行，甚为独行。"针对急症的治疗须掌握时机，详细观察患者病情的轻重缓急，对于病情急重的，有时可独治其标或独治其本，但进行攻邪治疗的前提是正气未衰，可与邪气一搏；见斯症，用斯穴，行斯法，针对急症中出现的一系列症状，须抓住根本问题的主症，有针对性地进行诊疗，勿面面俱到、庞杂无章。

三、针灸治疗各科急症

临床常见使用针灸治疗的各科急症如下。

1. **内科急症**　晕厥、抽搐、偏头痛、落枕、泄泻、痢疾、呃逆等。

2. **外科急症**　丹毒、疔疮（急性化脓性炎症）、痈疽等。

3. **妇科急症**　崩漏、难产、产后血晕、胎衣不下等。

4. **儿科急症**　小儿赤游风（丹毒）、痄腮（流行性腮腺炎）等。

下面列举一些临床上常用针灸治疗的一些疾病。

1. **晕厥**　突然昏倒、不省人事、颜面苍白、汗出肢冷。

治法：苏厥醒神。以督脉、厥阴、阳明经为主。

主穴：水沟、中冲、涌泉、足三里。

配穴：虚证配伍灸气海、关元，实证配伍针刺合谷、太冲。

2. **抽搐**　筋脉拘急导致四肢不自主抽动、颈项强直、口噤不开、角弓反张。

治法：息风止痉。以督脉及手足阳明、足厥阴经穴为主。

主穴：百会、印堂、人中、合谷、太冲。

配穴：发热配伍大椎、曲池；神昏配伍十宣、涌泉；痰盛配伍内关、丰隆。

3. **痛经**　经期或行经前后小腹疼痛，随着月经周期而发作，甚者疼痛难忍、面青肢冷、呕吐汗出、周身无力，甚至晕厥。

（1）实证：散寒逐瘀、通经止痛。取穴中极、次髎、地机。

（2）虚证：调补气血、温养冲任。取穴关元、气海、足三里、三阴交。

4. **偏头痛**　一侧或两侧搏动性剧烈头痛，且多发生于偏侧头部，可合并有恶心、呕吐、害怕声光刺激等。

治法：疏泄肝胆、通经止痛。以足厥阴及足少阳经穴为主。

主穴：阿是穴、丝竹空、率谷、合谷、列缺。

配穴：肝阳上亢配伍翳风、风池；痰盛配伍丰隆、足三里；瘀血阻络配伍血海、地机。

5. **落枕**　晨起出现剧烈颈肩部疼痛，头歪向一侧，活动明显受限，不能自由活动、旋转颈部等。

治法：舒筋通络、活血止痛。以局部阿是穴及手太阳、足少阳经穴为主。

主穴：阿是穴、外劳宫、肩井、后溪、悬钟。

配穴：风寒袭络配伍风池、合谷。

（安　鹏）

第四节　急性脑卒中可以中医治疗吗

急性脑卒中是各种原因导致的脑组织血液供应障碍，并由此出现神经功能障碍的一组临床综合征（占脑卒中 60%~80%），其时间划分一般指发病后 2 周内，基本等同于中医学"中风病"范畴，以猝然昏仆、口舌歪斜、半身不遂、语言不利等为主症。最早记载于《黄帝内经》，认为其病机为内虚邪中，"虚邪偏客于身半，其入深，内居荣卫，荣卫稍衰，则真气去，邪气独留"。本病起病急、变化快，是各级医院急诊科接诊的常见疾病。

一、急性脑卒中有哪些症状

1. 可突然出现剧烈的头痛、头晕、恶心、呕吐等表现，程度相对较重，可同时伴有血压水平的波动。

2. 急性脑卒中患者会出现运动神经功能障碍的表现，可能会出现口眼歪斜、言语不清、一侧肢体活动不灵活、走路不稳等表现。

3. 可能会出现意识障碍的表现，早期仅表现为神志不清、嗜睡、精神乏力的症状，严重时会出现昏迷、意识丧失的表现。

4. 部分患者还会出现面部麻木、耳鸣、听力下降等异常表现。

二、急性脑卒中中医治疗

祖国医学治疗急性脑卒中历史悠久，大量文献显示中医药早期介入治疗急性脑卒中，能够防止病情加重，提高临床疗效，促进后期恢复，中医药治疗包括针灸、中药汤剂、中药注射剂、穴位注射、中医定向透药治疗等。

三、何时可以针灸治疗呢

针灸治疗急性脑卒中，是一种安全可靠的方法，原则上是当患者的生命体征平稳以后，就可以早期介入治疗，如醒脑开窍法，治疗脑卒中效果很好。

针灸治疗也可按照"中脏腑"与"中经络"进行分类。中经络者，病位较浅，可见半身不遂、口眼㖞斜、言语不利等，治疗主要以息风化痰、活血通络为指导原则，以督脉、手厥阴、少阴经穴为主，可取水沟、内关、三阴交、极泉、尺泽、委中等穴位；吞咽困难者，加金津、玉液、风池、廉泉等穴。中脏腑者则有神志昏蒙，分为"闭证"与"脱证"，对意识障碍表现为"闭证"者可取百会穴、四神聪穴、人中穴、合谷穴、太冲穴，以三棱针点刺，待血出尽为止，继以针刺人中穴、合谷穴、太冲穴，快速捻转、提插，施以泻法；"脱证"者则以回阳固脱为主，可灸神阙穴、关元穴，可隔盐灸，不拘泥于艾灸的用量、壮数，以停止出汗、四肢转暖为度，并加灸气海穴、阴郄穴。有研究显示，对"中脏腑"采用电针较长时间治疗，疗效更佳。

（安　鹏）

第五节　艾灸也是针灸，急症可以用吗

针灸由"针"和"灸"构成，是中医学的重要组成部分之一，其内容包括针灸理论、腧穴、针灸技术以及相关器具，在形成、应用和发展的过程中，具有鲜明的中华民族文化与地域特征，是基于中华民族文化和科学传统产生的宝贵遗产。

一、艾灸是针灸吗

针灸其实是针法和灸法的统称。艾灸属于针灸的一部分。

针法是指在中医理论的指导下，把针具（通常指毫针）按照一定的角度刺入患者体内，运用捻转与提插等针刺手法来对人体特定部位进行刺激，从而达到治疗疾病的目的。刺入点称为人体腧穴，也叫穴位，人体共有361个穴位。

灸法是以预制的灸柱或灸草在体表一定的穴位上烧灼、熏熨，利用热的刺

激来预防和治疗疾病。通常以艾草最为常用，故而称为艾灸，另有隔药灸、柳条灸、灯芯灸、桑枝灸等方法。如今人们生活中经常用到的多是艾条灸。

二、艾灸可以治疗急症吗

急症是急性病症的简称，指急性发病、慢性病急性发作、急性中毒或急性意外损伤等，需要立即就医进行紧急处理的病症。中医艾灸也可以治疗一部分急症。早在先秦、秦汉时期，就已有灸法救治急症的记载，在长沙马王堆汉墓出土的《足臂十一脉灸经》《阴阳十一脉灸经》记载了如咳血、癫狂、昏厥、小便不利等急症，可以用灸法治疗。古时艾灸治疗的急症范围比较广，中风、心肌梗死、昏厥、难产、痈疽等急病都可用艾灸治疗。到了现代，一些生活中常见的急症也可用艾灸治疗。因为艾灸有温经通络的作用，故而对虚寒性的急症尤为适用。例如虚寒性的急性腹痛、腹泻，可以灸神阙、关元、足三里；虚寒性的呕吐可以灸中脘；急性泌尿系感染导致的小便不利可灸关元、三阴交等。家中常备艾灸经常能解决一些急症。但需要注意的是，如果遇到急危重症，还是应该尽快就医。

（李流云）

第六节　"感冒"了嗓子疼，看中医如何保护嗓子

"感冒"嗓子疼，就是西医的急性咽炎，在中医又称"急喉痹"。中医认为咽喉是一个很特殊的部位，当我们外感风邪的时候，侵犯的第一个脏腑就是肺，而咽喉是肺的第一道关卡，也会第一个受累。一般成人以局部症状为主，如咽部干燥、灼热、微痛，吞咽时明显，可放射到耳部及颈部，重者转头困难；软腭及悬雍垂发生明显肿胀时，吞咽更感不适，并常引起咳嗽，有时也会

累及喉部，可有声音嘶哑；累及咽鼓管时可有听力减退；致病菌或其毒素侵入血液循环，会引起全身症状，如发热等。

中医认为外感导致的咽痛主要分为两大类，一类是感受风寒所致的外感风寒证，症状主要是咽痛、口不渴、恶寒、不发热或微发热、咽部微红肿胀、舌质淡红、苔薄白、脉浮紧；另一类是感受风热邪气所致的外感风热证，症状主要是咽痛而口微渴、发热、微恶寒、咽部轻度红肿、舌尖红、苔薄白、脉浮数。

那么"感冒"嗓子疼怎么用中医治疗呢？

一、中药治疗

对于外感风寒证，治法当以祛风散寒、宣肺利咽为主。可以选用六味汤加减（桔梗、薄荷、荆芥穗、防风、僵蚕、甘草等）。中成药可选用荆防败毒散等。

对于外感风热证，需要疏风清热、解毒利咽。可以用疏风清热汤加减（荆芥、防风、牛蒡子、甘草、金银花、连翘、赤芍、桑白皮、桔梗、黄芩、天花粉、玄参、浙贝母等）。中成药可以选用银翘散等。

二、针灸疗法

1. **体针** 可取合谷、内庭、曲池为主穴，天突、少泽、鱼际为配穴，每次选 3~4 个穴位，强刺激泻法，每天可针刺 1~2 次。

2. **放血疗法** 在耳轮的轮 1、轮 2、轮 3 上用三棱针、粗针，针刺 1~2mm深，放血 1~5 滴；或在耳背找出明显的小静脉，用三棱针刺破，放血 2~5 滴；亦可针刺少商、商阳、等穴，放血 1~2 滴。

3. **耳穴** 取咽喉、声带、肺、大肠、神门、内分泌、皮质下、平喘等穴，脾虚者加取脾、胃，肾虚者加取肾，用王不留行子或磁珠贴压。

三、其他疗法

1. **按摩法** 取风池、风府、天突、曲池、合谷、肩井等穴。操作时患者取仰卧位，先取喉结两旁及天突穴处，用推拿或一指推揉手法，上下往返数次；再取坐位，按揉风池、风府、肩井等穴，配合风池、肩井、曲池、合谷等。

2. 提刮法

（1）提法：用示指和中指第二节蘸香油或水后，夹住皮肤、将其提起，然后让其自然弹下，反复数次，至局部皮肤呈紫红色，常用部位有鼻根部、印堂穴、太阳穴、颈后大筋处、颈前正中处。

（2）刮法：用刮痧板蘸香油或水，轻刮患者皮肤至呈紫红色为度，常用部位有颈项后、背脊及前臂内侧，自上而下顺刮；两肩部位，呈扇形；两侧前胸及胁肋部，则应沿肋缘自后上向前下刮。

四、生活调护

1. **局部护理**　注意口腔卫生，可用淡盐水漱口。

2. **生活起居**　注意劳逸结合，不宜过度劳累；选择适合自己的体育项目锻炼身体，增强机体免疫力；避免长期处于污染环境中；避免生活及工作环境过于干燥，注意居室通风。

3. **饮食调理**　饮食宜清淡，适当多吃水果蔬菜，减少辛辣刺激性食物摄入；患病咽痛严重时，进半流食或者冷流食；既往有糖尿病及胃肠道疾病应积极治疗；改变不良饮食习惯；戒除烟酒。

4. **情志调摄**　保持心态平和，一旦患病，尽早治疗。

（安　鹏）

第四章

常见的急诊技术

第一节 体外膜肺氧合技术是什么

体外膜肺氧合，英文称为 ECMO（extracorporeal membrane oxygenation，ECMO），民间也有称为"叶克膜"，新型冠状病毒感染疫情的发生让其成为一种公众知晓度更高的危重症救治方式。它是通过一种专用的体外设备和材料，部分或者全部代替人体的心、肺功能，使患病的心脏、肺脏得以休息，为那些有生命危险的心肺疾病治愈及功能恢复争取时间。

一、ECMO 是如何治疗疾病的

ECMO 对疾病本身并无治疗作用。它对人体器官是一种支持、替代、保护作用，当人体的肺脏出现严重疾病，不能为身体供应足够的氧气或者有效排除体内的二氧化碳（可以理解为废气）时，即使医护人员已经应用了吸氧、有效药物治疗、呼吸机通气等方式，仍无法满足人体的氧气需求，就可以应用 ECMO 来为人体供应足够的氧气，同时排除二氧化碳，为医护人员应用进一步的措施（包括药物调整、手术等）来治疗肺脏疾病争取时间和机会。同理，如果心脏出现严重疾病使生命难以为继时，也可以应用 ECMO 来挽救生命，争取治疗时间和机会。

二、ECMO 是如何实施的

ECMO 需要一个受过专门培训的专业医疗团队，在具备一定硬件条件的医院来实施。除了心脏外科相关手术的患者，大多数情况下是由医护人员在患者身体内放置两根血管内的导管，将体内缺氧的血液引流出来，通过一个特殊的人工膜肺装置转为富氧的血液回输入人体内，达到改善人体缺氧的目的。当然，这个过程是需要持续进行的，直至心肺疾病明显改善，或者出现不适宜继续实施 ECMO 的情况。这是需要训练有素的医疗团队持续守护的，目前该技术主要在本区域的大型医院实施。

三、哪些情况下需要考虑 ECMO 救治

尽管 ECMO 在国内有了相当的知名度，但还不是所有医护人员都了解该技术。我们的建议是，如果患者年龄较轻（包括婴幼儿、儿童）、所患疾病严重、危及生命且有可能被治愈，而目前的治疗方案效果不佳时，就可以考虑请专业的 ECMO 团队评估是否需要 ECMO 辅助救治或者干预。对一部分本地区无救治条件、但转运风险极高的患者，可以在 ECMO 辅助下，将患者转运到有救治条件的医疗机构进行有效救治。

临床上还有一种极端情况，患者不明原因突发呼吸心搏骤停，且在 5 分钟内做了胸外心脏按压等抢救措施，也是可以考虑实施 ECMO 来提高抢救成功率，从而为明确病因、疾病救治争取机会。

四、ECMO 一定可以挽救患者吗

ECMO 是一项愈发成熟的技术，目前对一部分病毒感染所致的重症肺炎 /呼吸衰竭、暴发性心肌炎有着较好的救治结局，但它依然是一项较高费用、较高风险的辅助措施，任何危重症的救治都需要患者及家属更多的理解与支持。而对于一些超高龄、慢性疾病终末期、存在严重的脑功能损伤、原有疾病缺乏治疗方案的患者，一般是不推荐实施 ECMO 救治的。

除此之外，随着大家对于技术认知的改变，ECMO 还可以让一些既往没有救治机会的患者获得治疗机会。如并发了休克的急性心肌梗死患者，可在 ECMO 辅助下进行急诊介入治疗；因气管疾病无法实施全身麻醉的患者，可以在 ECMO 辅助下进行气管相关手术，给需要心 / 肺移植的患者争取更长的等待供体时间。

（白郑海）

147

第二节　血管介入技术知多少

介入治疗具有集影像诊断与微创治疗为一体的学科特点，为疾病的诊断和治疗开拓了新的途径，被称为现代临床治疗学中的第三大诊疗体系，与传统内科、外科并列，也是近年来发展十分迅速的领域。

相对于内科，介入治疗其优势在于可使药物直接到达病变部位，不仅提高了病变部位的药物浓度和药效，还可以减少药物用量，降低药物的副作用，例如目前在各种肿瘤中的化疗药物灌注。

对于需要手术治疗的疾病，与外科相比，首先介入治疗创伤小，因其不需切开暴露病灶，一般只需通过穿刺、插管等技术即可完成，其在体表的创面只有针眼大小。而且其对周围组织的影响比外科手术小，是我们看不到的微创治疗方式。因此，术后恢复快、住院时间短，可在同一部位进行多次重复治疗，并发症少而轻；其次，大部分患者只需局部麻醉或静脉麻醉，从而降低了麻醉的风险，使得不适合全身麻醉的患者获得了治疗机会；再次，对于手术治疗入路困难和难以处置的病变，介入治疗往往能够寻找到捷径并给予处理。

但是，介入治疗并没有完全取代内科、外科治疗，不同的疾病选择最为合适的治疗方式，方可获得满意的疗效。

在急诊科，血管介入主要是针对两种情况：出血与血栓。

一、出血

如果把出血的血管看成漏水的水管，我们在治疗出血时的思路，和日常生活中修理水管时所采用的思路是一致的。

当发现重要的血管通路如主动脉发现破裂时，此时我们往往会采用覆膜支架，既关闭了破口，同时也保持血管通畅。例如，针对 Stanford B 型主动脉夹层的治疗方案——主动脉夹层腔内修复术（TEVAR）。

对于一些脏器的出血，只需堵住这些血管就可以达到止血的目的，而不需要考虑血管的通畅性时，我们通常采用经导管血管栓塞术，它是经导管向靶血管内注入栓塞物质，使靶血管闭塞，从而达到止血的目的。常用的栓塞材料有机械性阻塞装置（弹簧圈、血管塞）、颗粒栓塞剂（明胶海绵、聚乙烯醇）、液态栓塞剂（无水乙醇、二氰基丙烯酸异丁酯）等。

二、血栓

血栓形成也是我们急诊最为常见的情况，相对于出血，在处理血栓时通常需要多种手术方式相结合。就像日常生活中我们疏通水管一样，可以用抽吸堵塞物、溶解堵塞物、把堵塞物挤到一边去，来保证水管的通畅。

比如急性心肌梗死后施行的经皮冠状动脉介入治疗，我们通常会给予经皮冠状动脉腔内成形术，它经皮穿刺周围动脉，将带球囊的导管送到冠状动脉狭窄节段，扩张球囊使狭窄管腔扩大，血流恢复畅通。如果有必要，可能还需要植入支架，防止冠脉再狭窄。

导管接触性溶栓应用介入的方法将溶栓导管置入静脉血栓内，溶栓药物直接作用于血栓，较外周静脉药物溶栓优势明显，能显著提高血栓的溶解率，降低血栓后综合征的发生率，治疗时间短、并发症少，为临床常用的溶栓方法。

血栓抽吸术利用大孔导管从堵塞的血管中抽吸血栓，近年来利用各种血栓抽吸装置的经皮机械性血栓清除术缩短了操作时间，改善了血栓性疾病的疗效，越来越得到临床医师的青睐。

目前，全世界正在开展血管介入手术机器人的研究，它是利用机器人的快速性、高稳定性、高定位精度、高计算能力和丰富的传感信息，将机器人技术与传统血管介入技术结合起来，实现医生能力的拓展和延伸，解决传统血管介入手术存在的问题和局限性。相信在不久的将来，我们在接受急诊介入治疗时，也能够体验到科技进步带来的收益。

（古长维）

第三节　血液净化技术是什么

血液净化技术已不仅仅用于急慢性肾衰竭患者，在急危重患者的抢救治疗中也得到了广泛的应用。它利用物理、化学或免疫等方法清除体内过多的水分和血液中的代谢废物、毒物、自身抗体、免疫复合物等致病物质，同时补充人体所需的电解质和碱基，以维持机体水、电解质、酸碱平衡。从而达到治疗疾病的目的。

一、血液净化的方式有哪些

血液净化的方式包括：连续性肾脏替代治疗（CRRT）、血液灌流、血浆置换、人工肝等，临床根据不同病情需要，选择不同的治疗方式。这些技术共同特点就是把血液通过各种方式，清除毒素，得到净化，使其更加接近于我们体内的一个正常状态。从根本上来讲，它就是清除水分、毒素、电解质、炎性因子，还可以清除药物、毒物、自身产生的抗体或代谢废物。

二、血液净化方式及原理是什么

具体来说，血液净化技术通过不同的原理和技术手段，帮助患者清除体内有害物质，纠正电解质和酸碱平衡紊乱，以达到治疗疾病的目的。临床常用净化血液的方式有血液透析、血液滤过、血液灌流、血浆置换等。血液透析是利用半透膜原理，通过扩散和对流的方式清除血液中的废物和多余水分；血液滤过则是通过过滤的方式清除血液中的大分子物质，如免疫复合物、炎症介质等；血液灌流是将血液引入装有吸附剂的灌流器中，吸附血液中的毒物和毒物等有害物质；血浆置换则是将患者的血浆从全血中分离出来，用正常血浆或人造血浆替换，以去除致病物质。

三、哪些患者可能会进行血液净化

急、慢性肾功能衰竭患者：当需要清除体内水分，如严重容量负荷过多、脑水肿、高分解代谢时，需选用血液净化治疗；严重水与电解质失衡患者：高钠血症、低钠血症、高钾血症、低钾血症、水中毒；慢性心力衰竭患者：对于利尿剂和血管扩张剂反应差的心力衰竭患者，使用血液滤过清除体内水分，减轻前负荷，疗效十分显著，血液净化还可纠正心力衰竭患者的肾功能异常和电解质紊乱；药物或毒物中毒患者：药物或毒物中毒时，常规治疗不能排出或缓解毒物作用时，应及时应用血液灌流、连续性肾脏替代治疗或血浆置换。

（刘　杰）

第四节　临时心脏起搏器是什么

心脏有自主跳动的节律性，正常情况下，窦房结为心脏起搏点发出冲动，进而传导到整个心脏引起收缩射血。各种原因导致心脏起搏的节律性异常，比如严重的心动过缓或心动过速等，均可引起心脏射血功能障碍，不能满足机体需求。人工心脏起搏器就是针对心脏节律方面的治疗，由脉冲发生器和电极导线组成。脉冲发生器发放固定频率的电冲动，经电极导线传导并刺激所接触的心肌，制造人为起搏点，引起心脏激动和收缩。按时间通常分为临时起搏器和永久起搏器，前者的脉冲发生器不置入体内，应用相对较短时间后整个起搏系统可去除；后者的脉冲发生器和电极导线均置入体内，基本上永久留置，通常不取出。

一、临时心脏起搏都有哪些方式

临时心脏起搏常为暂时性应用，不同场景有不同的应用方式，可经胸壁体外起搏，目前使用的 AED 大多自带起搏功能，将电极贴在胸壁进行起搏，操作简单方便，但起搏可靠性差；心外开胸手术患者，使用特殊的细软导线经心外膜起搏；经食管起搏多应用于心动过速的超速抑制。临床上通常所说的临时起搏指经静脉临时心脏起搏，将电极导线经静脉系统通过右心房到达右心室，行右室心内膜起搏，起搏稳定可靠。该操作为侵入性，多在导管室 X 线下放置，紧急情况下也可床旁操作，通过床旁超声、腔内心电图等协助完成，条件受限亦可实现。

二、什么情况下应用临时心脏起搏

临时心脏起搏是临床中比较常用的一种紧急治疗技术，主要应用于由心动过缓和 / 或短暂停搏引起的急性血流动力学改变的患者，也常用于缓慢心律失常、快速心律失常的超速抑制及心脏停搏的抢救，以及围手术期的保护和心脏永久起搏器置入前的过渡等。

三、临时与永久起搏器有什么区别

临时起搏器顾名思义是暂时性应用，相较永久起搏器不能长时间留置体内，通常以度过疾病的急性期为目的而使用，待疾病好转拔除临时起搏器。如果疾病不能恢复，则置入永久起搏器。有价格便宜、操作相对简单的优点。

（冯　辉）

第五节　主动脉内球囊反搏是什么

主动脉内球囊反搏（IABP）是常见的一种机械循环辅助的装置，是 ICU 抢救危重患者的又一重要手段。它是怎么帮助危重患者渡过难关，在使用过程中又需要注意哪些问题呢？让我们一起了解主动脉内球囊反搏。

一、主动脉内球囊反搏是什么

它是将一个带球囊的导管，通过股动脉穿刺置入到降主动脉内，在心脏舒张期球囊充气，在心脏收缩期前放气，从而达到增加冠状动脉灌注、降低心脏负荷目的的一种治疗方法，是抢救急危重症心脏病患者的重要治疗手段。

二、主动脉内球囊反搏的工作原理是什么

心脏的血液供应来自冠状动脉，而冠状动脉供血主要在舒张期。心脏舒张期，球囊被充气膨胀，冠状动脉的灌注压加强，心肌供血、供氧量增加，其他重要脏器如脑、上肢动脉的供血量亦增加，球囊下端肾动脉及下肢动脉的供血量也增加。在下一个心脏收缩期前，球囊内气体排空，主动脉压力下降，心脏射血阻力降低、心肌做功减少、耗氧量下降，并增加左心室排出量。主动脉内球囊反搏既能增加心脏氧供，又能减少氧耗，还增加了心排血量，从而改善了重要脏器的血流灌注，并增加了尿量。

三、主动脉内球囊反搏是由哪几部分组成

主动脉内球囊反搏主要由主动脉内球囊导管和主动脉内球囊反搏主机两部分组成。球囊导管置于体内，主机（又称驱动控制系统）放置在体外，通过主机的监测及设定，控制球囊的充气和放气时相。

四、主动脉内球囊反搏应用在哪些疾病

主动脉内球囊反搏主要作用是心脏辅助及增加血压、改善机体灌注，常用于心源性休克及严重的心力衰竭。包括急性心肌梗死引发的心源性休克、围手术期心肌梗死、体外循环后的低心排血量综合征、心脏挫伤、病毒性心肌炎以及感染性休克等，也是高危心脏手术的常用支持手段，亦用于终末期心脏病，等待安置人工心脏辅助装置或心脏移植患者的短期心功能支持。

五、什么情况下不适合使用

因主动脉内球囊反搏的球囊导管置于主动脉内，其主要作用是增加舒张期血压，故存在主动脉夹层等严重主动脉病变及严重主动脉瓣关闭不全的患者不适合应用。

主动脉内球囊反搏是不同于药物的一种机械循环辅助装置，以物理机械的方式达到临床治疗目的，多用于药物治疗效果不佳的危重症患者，也可以理解为药物治疗的进一步升级。好比药物的治疗，主动脉内球囊反搏的作用也是有限的，只能为心脏循环提供部分支持，并不能完全替代心脏功能，危重症患者需要更高的支持，可考虑其他辅助装置，比如 ECMO 等。

（冯　辉）

第五章

疾病预防理念及护理

第一节 常见急症如何预防

（一）心脑血管及神经系统常见急症的预防

1. 冠心病的预防 合理膳食，控制脂肪、胆固醇的摄入，低盐饮食，多吃水果蔬菜，不要暴饮暴食。适量运动，如步行、游泳、打乒乓球、骑车、上下楼梯、太极拳、动静态拉伸等，运动时间不宜过长，一般每周 3～5 次，每次 20～60 分钟即可。保持良好的生活习惯，戒烟、限酒，保持心情愉悦。日常注意预防和治疗，定期体检，控制血压。

2. 高血压的预防 环境因素对血压的影响是可防可控的。生活中合理调整饮食，减少钠盐及脂肪的摄入，建议一般人群每日摄盐量应控制在 5g 以下，有高血压家族史者应控制在 3g 以下；避免食动物内脏、卵黄类（蛋黄）、虾蟹、螺贝类及鱿鱼等高胆固醇食物；控制饮食总热量，少食多餐，注意粗、细粮的搭配。戒烟、戒酒，适量运动，增加心肺功能，保证睡眠，控制血脂和血糖，减轻精神压力。

（二）内分泌系统常见急症的预防

1. 高血糖的预防 养成良好的生活和饮食习惯，多吃杂粮，如燕麦、麦片、玉米面等，这些食物当中含有非常丰富的无机盐、维生素，富含膳食纤维，可以起到降低血糖的效果。少食多餐，因为摄入的淀粉会转变为葡萄糖，让血糖急剧升高。高血糖患者应少吃甜食，吃水果时不要选太熟的。适当进行一些运动，对血糖的调节也有好处。

2. 低血糖的预防 糖尿病患者在治疗期间需要生活规律，定时、定量进食。服用降糖药物或注射胰岛素以后一定要及时进食。加强血糖的监测，特别是刚刚调整降糖药物以后，以便及时了解血糖控制的情况。运动量不要过大，外出运动的时候随身携带糖果，不要餐前活动时间过长。按时用药，每次用药之前要核对好药品及其剂量，特别是胰岛素的剂量。

（三）呼吸系统常见急症的预防

1. **哮喘的预防** 支气管哮喘患者约 30% ～ 40% 可查出过敏原，所以尽量找出过敏原，避免与之接触，是预防哮喘复发的重要措施。如已知服用某些药物和食物可诱发哮喘，以后就不能再服食；床上用品要经常洗晒；室内经常保持清洁、通风；花粉过敏者尽量避免接触花粉。适当锻炼，进行呼吸训练，保持心情愉悦，避免情绪激动。

2. **慢性阻塞性肺疾病的预防** 慢性阻塞性肺疾病患者应积极戒烟，避免接触其他刺激性的气体，比如厨房油烟等。减少空气污染时的户外运动或活动，出门时戴好专用口罩，做好防护。注意保暖，预防感冒，适当进行体育锻炼及肺功能锻炼，多吃高蛋白质和高纤维的食物。

（四）消化系统常见急症的预防

1. **消化道出血的预防** 消化道出血患者往往有原发疾病，积极治疗原发病是预防消化道出血最重要的措施。经常喝牛奶可保护胃黏膜并中和胃酸，有效地预防反复发作的胃出血。避免进食质地粗糙、味道浓烈、辛辣的食物。饮食要定时定量，戒烟戒酒，不喝浓茶或咖啡。减少服用对肠胃有刺激性的药物，必要的时候可以加服一些保护肠胃的药物。

2. **胰腺炎的预防** 治疗胆道结石以及避免引起胆道疾病急性发作；合理饮食，减少脂肪的摄入，少量多餐，不暴饮暴食；食物不宜过咸，因盐过多会使胰腺充血水肿；调味品不宜多放；饮酒是引起慢性胰腺炎急性发作或迁延难愈的重要原因，因此一定要禁酒。

（五）破伤风的预防

接种破伤风针是预防破伤风发生的有效措施之一，接种前一定注意做皮试，如皮试阳性可以进行脱敏注射。破伤风预防方法首要的一点就是及时进行清创处理。日常生活中，只要人体皮肤出现外伤，如动物咬伤、开放性损伤、骨折、烧烫伤等，甚至细小的伤口如刺伤，只要符合破伤风发病所需的一切因素和条件，均可能发生破伤风，需要做到及时清理伤口，必要时及时就医。

（六）中暑的预防

遵守高温作业规程，夏季室外作业应积极采取防晒措施，避免长时间滞留于高温、高湿、密闭环境中。应保证足量饮水，注意劳逸结合，加强体育锻炼，增加身体的环境适应能力，可减少中暑的发生。

（七）中毒的预防

1. 农药中毒的预防　使用农药的人员必须懂得农药知识和中毒后如何急救。喷施农药时，一定要穿长袖衣裤，戴口罩和防护眼镜。喷洒农药时，人要逆风往前走。收工后，要立即脱掉全身所有衣裤、鞋袜等，要反复用肥皂水冲洗全身，特别是手、口、鼻、眼等部位一定要冲洗干净，反复漱口，在此前，绝对不准进食、饮水、饮酒、吸烟。要加强宣传农药的使用常识和安全规程。

2. 煤气中毒的预防　注意通风，要经常打开门窗通风换气，保持室内空气新鲜。门窗要预留一定的缝隙，避免一氧化碳聚积。室内使用煤炉、炭火等取暖设备时，煤炭要烧尽。定期检查炉具，维护和清扫烟囱、风斗，烟囱接口处用胶条封好，防止漏气。

（八）异物卡喉的预防

1. 老人异物卡喉的预防　预防老人异物卡喉最主要的措施是防止误吸。给老人喂饭不能着急，喂饭时要保持周围环境安静，不能说笑，并密切注意及时发现误吸。患有脑血管、神经系统疾病不能自理的老年人可进食糊状食物，糊状食物可降低不能自理老人的误吸风险。老年人进食时最好坐直立，不能坐起的应采用 > 45°的半卧位。进食后要保持坐直或半卧位 30 分钟以上。老年人应在睡觉时取出活动义齿，如果是固定义齿，平时注意观察，如果出现松动的情况，要及时修复。

2. 幼儿异物卡喉的预防　预防幼儿异物卡喉有三点要注意：看好孩子的身边物品，凡是孩子能触及的地方，注意不要放过细小物品，如扣子、钱币、小球等，经常叮嘱他们不要随便将细小物品放入口中；家长应当避免给三岁以下的孩子直接食用容易卡喉的食物，小孩应尽量少吃或不吃花生米、果冻、坚果、口香糖、鱼刺、肉块、樱桃类食物；进餐时确保注意力集中，禁止进餐时说话、大笑、看电视、哭闹等。在日常生活中，如果遇到异物进入气管，在做好海姆立克急救法的同时，须立刻联系就医。

（赵　丽）

第二节　心理健康危机急救技能

人们生活在这个世界上，每天都会面临各种各样的心理问题，但我们往往关注的是了解和照顾好自己的身体，而忽视了心理健康的重要性。你对自己内心的照顾多吗？

一、当发生抑郁时，应该如何快速处理

首先，应该引起重视，积极就医，并勇敢地向医生倾诉出来自己的苦楚，须在医生的指导下进行正确用药，在日常生活中学会做好心理急救，改善自己的心理状态。

（一）当你内心感到郁闷时的急救技巧

1. 不要被郁闷说服。

2. 做自己真正喜欢的事情来分散自己的注意力（至少 2 分钟）。

3. 听自己喜欢的音乐。

（二）当你内心感到挫败时的急救技巧

1. 不要被挫折说服。

2. 列出可以控制的因素，并思考如何改善它们。

（三）当你内心感到内疚时的急救技巧

1. 一点点的内疚对保持健康关系是有好处的。

2. 站在对方的角度思考问题。

3. 确保发自内心地抱歉。

（四）当你内心感到自卑时的急救技巧

1. 提高自信心（肯定自己付出的努力）。

2. 列出自己擅长的方面，并梳理出来。

3. 潜意识提醒自己曾经取得成绩。

（五）当你内心感到损失与创伤时的急救技巧

1. 从受伤中寻找新的生活目标。

2. 给自己空间。

3. 和家人或亲近的人多沟通和交流。

（六）当你内心感到孤独时的急救技巧

1. 列出自己的性格特点、兴趣清单。

2. 给自己空间。

3. 和家人或亲近的人多沟通和交流。

（七）当你内心感到抗拒时的急救技巧

1. 列出自己最好的品质，并写出重要性。

2. 通过勤恳、踏实肯干，得到对方的认可。

3. 不要过度承诺。

二、生活中出现心理情绪障碍时，应该如何快速急救

首先，学会自我调节、自我调整，把深层意识中引起焦虑和痛苦的事情发掘出来，必要时可以采取合适的发泄方法，将痛苦和焦虑的根源尽情地发泄出来，经过发泄之后，症状可得到明显缓解。

（一）当你感到愤怒时的急救技巧

1. 慢慢吸气，然后吐气，重复 5 ~ 10 次，让自己平静下来。

2. 把愤怒想象成一块橡皮泥，把它捏成喜欢的样子，它便不再占据你的内心。

3. 做喜欢的事情，听音乐、阅读、运动，一旦沉浸其中，你就会很快从愤怒中解脱出来。

（二）当你感到焦虑时的急救技巧

1. 你可以试试慢慢地放松身体，找一个舒适的姿势坐着，或者平躺在床上或其他舒适的平面上，放松肩膀；一只手放在胸口，另一只手放在肚子上；用鼻子吸气大约 2 秒，你应该体验到空气通过鼻孔进入腹部，而你的胸部则保持相对静止；闭上嘴（就像你要用吸管喝水一样），将手轻轻地压在你的胃上，慢

慢呼气,大约2秒。当你的注意力专注于整个呼吸过程时,你也就放松下来了。

2. 将担忧的事情写在纸上,让它们离远一些,心理负担就会大大减轻。

3. 你可以给自己编织一个情绪的降落伞,无论是冥想、瑜伽或听音乐,只要能够让自己内心平静就都可以。

（三）当你过度兴奋时的急救技巧

1. 喝口水冷静一下！不要被兴奋冲昏头脑。

2. 不要急着告诉别人,多给自己一些冷静的时间。

3. 让兴奋的能量充分释放,自己悄悄享受胜利的喜悦。

4. 积极拥抱能量,重新给自己设定下一阶段的新目标,继续前进。

（四）当你感到悲伤时的急救技巧

1. 给自己10分钟,尽情地哭泣或表达悲伤,无须压抑情绪。

2. 悲伤是正常的情绪,需要的是给予自己全部的理解与接纳。

3. 寻找一个属于自己的专属"安慰剂",比如:一本温暖的书或是最爱的甜点。

4. 与亲密的人分享悲伤的感受,从而获得支持与安慰。

（五）当你感到羞愧时的急救技巧

1. 首先,羞愧是正常的反应,自己不要责怪自己。

2. 其次,积极地告诉自己"我很努力,也很勇敢！"接纳自己不完美的那一部分。

（六）当你感到压力巨大时的急救技巧

1. 你可以将大的任务分解为小的、可管理的目标,逐步完成。

2. 与亲友分享我的感受,我们可以共同应对压力。

3. 动起来！适度运动,及时释放身体中的紧张和压力。

三、如何有效地缓解外界带来的心理压力

1. **学习自我安慰和自我放松的技巧**　譬如练习瑜伽、慢跑、听听音乐、打球等,会让人在一定程度放松下来。

2. **养成规律的作息**　劳逸结合,调整睡眠节律,比较轻的忧虑和不快,

通常在一个充足踏实的睡眠后就可能消失。

3. **积极自我暗示** 多想一想过去成功处理事情的经历，想一想自身具备的优势，奖励一下努力生活和学习的自己，你可以告诉自己："我是不可替代的，同样的情况换了别人恐怕还不如我呢！"

4. **通过饮食来缓解某些不适** 如焦躁、心悸、失眠等情况出现后，可多吃豆类、五谷杂粮、蔬菜水果等食物，减少红肉类的摄取，避免喝咖啡、浓茶、酒等刺激性饮料。少食辣椒、芥末、花椒、大蒜、葱、姜等辛辣燥热之物。

5. **深呼吸** 可以慢慢地做深呼吸，先吸气，然后再呼气，吸气保持在 1 秒到 2 秒左右，可以缓解压力。

6. **泡一杯热茶** 可以坐在沙发上泡点绿茶、菊花茶，可以使大脑放松，从而缓解自身压力。

7. **冥想** 什么都不做，闭着眼睛调整好自己的坐姿，使身体放松，长时间坚持冥想，可以放松身心，缓解压力，而且还可以使肌肉放松，达到最大减压的作用。

8. **看书** 可以提高自身的修养，增长知识，可以转移注意力，缓解自身的压力。

9. **适当运动** 可以做伸展运动以及练习站姿，可以缓解疼痛、减压，可以使身体更加地轻松。

10. **听音乐** 可以听听心情愉悦的音乐，使自己心情变得更加美好，可以调整心态，缓解压力。

通过以上这些方法，希望大家都能创建自己的情绪急救箱，在需要的时候更好地关怀和照顾自己。

（邬　媛）

第三节　腹部外科术后要注意什么

腹部手术是外科最常见的手术，小到最常见的胆囊结石、阑尾炎和疝气，大到肝癌、胃癌和肠癌等。很多患者对于腹部手术有恐惧、疑惑和不安的情绪，对于腹部手术后怎么应对更是手足无措。以下将对大家讲解腹部外科术后的注意事项。

一、腹部手术后常见症状有哪些

1. **腹胀**　因为腹部手术刺激和麻醉的原因，术后腹胀普遍存在。一般在术后 3 天左右通气后，腹胀可自行消失。如果 3 天后仍然腹胀明显，须及时向医生反映，排除胃肠功能障碍和肠梗阻的可能。

2. **恶心、呕吐**　主要因为麻醉药的副作用，在患者手术当天和手术后第一天易出现恶心和呕吐，可给予止吐的药物。

3. **腹痛**　术后腹痛大多为腹部手术伤口的疼痛，可给予止痛药物。

二、手术后胃管、尿管和引流管如何观察

并不是所有腹部手术的患者都会带有胃管、尿管和引流管，一般根据手术的类型放置。手术后，患者和家属应及时记录胃管、尿管和引流管的引流量与颜色。胃管引流一般为褐色胃液；尿管流出的一般为清亮的黄色尿液；腹腔引流管引出的一般为少量清亮的淡红色或者淡黄色的腹水。引流液的量很大或者颜色有异常时，应及时向医护人员反映。

三、手术后伤口如何管理

腹部手术伤口在手术后前 3 天疼痛很正常，可给予止痛药物。如果术后超过 3 天仍有疼痛，须考虑有无伤口感染的可能。清洁手术的腹部伤口一般 3 天换一次药，换药时应观察伤口有无红肿和渗出；开腹手术伤口一般比较大，须

包扎腹带；腹腔镜手术伤口一般较小，可不包扎腹带。

四、手术后能否饮水、吃饭

腹部手术后何时饮水吃饭，医生会根据手术的类型和患者恢复的情况告知患者。比较小的手术，如胆囊切除和阑尾切除术后，多在术后第一天即可饮水并进少量的流食。胃癌、胰腺癌和肠癌等手术后，医生会根据患者胃肠功能恢复情况告知患者何时可以进食。一般术后饮食须逐渐恢复，从米汤和口服营养液开始，逐步过渡到稀粥、面片和烂面条，根据少量多次、由稀到稠和由软到硬的原则。

五、手术后是否可以活动

对于腹部手术后患者是否可以活动，很多患者和家属存在误解，认为患者术后应躺着休息。然而实际上，术后早期活动有利于促进患者早期康复，应鼓励患者早期活动。麻醉清醒后，鼓励患者在病床上做翻身和抬腿的运动，根据患者的状态逐渐过渡到床边坐立、站立和行走。早期下床活动有助于患者肠道功能的恢复，减少下肢静脉血栓和肺不张等的发生。

六、是否需要等拆线后才能出院

根据患者年龄和营养状态的不同，拆线时间有所不同，只要患者达到了出院标准，不需要等到拆完线后再出院，可出院后再来院拆线。

七、出院后需要注意什么

出院后，患者应按照医护人员的嘱咐，定期到医院换药或复诊。根据医生的嘱咐按时服药。术后一个月内避免劳累，注意休息，劳逸结合。伤口处拆线2周后可洗澡。如有不适，应及时到医院就医。

（任　松）

第四节　卧床患者的居家护理

卧床患者是因为病情或身体状况无法站立或行走，而需要长时间卧床休息的人。我们在照顾卧床患者时，需要了解可能发生的突发情况，并采取适当的急救措施，以提供有效的居家护理。

一、卧床患者可能发生的突发情况

1. **床位坠落**　有时候，患者可能会试图离开床位或翻身时摔下床。你可以观察到患者试图离开床铺或不稳定的姿势，听到呼救声或床铺噪声。

2. **呼吸困难**　卧床患者可能会因为呼吸系统感染、体位不良、呛咳或其他原因而感到呼吸困难。你可以观察到患者呼吸急促、气喘、胸闷或呼吸声不正常。

3. **血压异常**　卧床患者可能会出现低血压或高血压。低血压的症状常包括头晕、乏力、心悸和晕厥等；高血压的症状常包括头痛、胸闷、呕吐等。

二、如何观察与预防

1. **观察**　定期观察患者的体位、呼吸状况和血压变化。如果你发现患者试图离开床位或有不稳定的姿势，应立即进行安抚或辅助患者，并确保床铺稳固。还要观察患者的呼吸状况和血压变化。

2. **预防**　确保卧床患者的床铺稳固，床围栏上升并锁定。定期帮助患者更换体位，避免长时间保持同一姿势。保持室内通风，并定期清洁患者的床铺和身体，以减少感染和压疮的风险。定期检查患者的血压，确保血压在正常范围内。

三、急救护理流程

1. **床位坠落的护理流程**
（1）如果你发现患者发生了床位坠落，首先要保持冷静，不要惊慌。

（2）立即安抚患者。

（3）观察患者是否受伤，如果出现疼痛、肿胀、出血或骨折的症状，立即寻求医疗救助。

（4）如果疑似骨折，请不要随意搬动患者，并参考本书关于"骨折"和"关节脱位"的相关章节。

（5）在等待医疗救助时，尽可能使患者保持舒适的姿势，可使用冷敷的方式缓解摔伤部位疼痛。

2. 呼吸困难的护理流程

（1）首先，保持冷静，确保患者感到舒适。打开窗户或调节空调，保持房间通风。

（2）观察患者的呼吸情况，如是否有呼吸急促、气喘、胸闷或呼吸声异常等。

（3）如果患者使用辅助呼吸设备（如双鼻导管、氧气面罩、家用无创呼吸机），确保正确佩戴并提供适当的氧流量，同时也须确认制氧机是否正常工作、氧气瓶氧气储量是否足够，或无创呼吸机是否正常运行。

（4）如果呼吸困难不断恶化或患者停止呼吸，立即进行心肺复苏并紧急呼叫120。

3. 血压异常的护理流程

（1）定期测量患者的血压，如果有血压计，按照正确的方法操作。

（2）如果患者出现低血压症状（头晕、乏力、心悸、晕厥等），应立即采取以下措施：

1）让患者平卧，并抬高腿部，促进血液回流。

2）给患者适量的水饮用，增加血容量。

3）如果症状严重或持续，应及时就医寻求进一步治疗。

需注意的是：①如果患者出现呕血或者柏油样颜色的大便，提示患者可能出现消化道出血，此时请不要饮用任何液体、也不要进食任何药物或食物，请参考本书关于"消化道出血"的相关章节处理，并请尽快就医；②如果患者血压低于90/60mmHg，或原有高血压的患者的"高压"（即收缩压）相比于平时降低超过 30%，并且出现四肢冰冷、心悸、烦躁甚至晕厥，应警惕休克，请参考本书关于"休克"的相关章节，并请紧急呼叫 120 送医。

（3）如果患者出现高血压症状（头痛、胸闷、呕吐等），应采取以下措施：

1）帮助患者保持冷静和放松，避免激动和紧张。

2）建议患者休息，并提供舒适的环境。

3）尽快就医控制血压，并按医生指示服用抗高血压药物。

四、为了提供全面的居家护理，还应注意以下事项

1. **紧急呼叫医护人员**　面对任何紧急情况，及时拨打 120，请求专业医疗帮助。

2. **定期进行身体活动**　卧床患者需要定期进行身体活动，以避免肌肉萎缩和血液循环问题。与医护人员一起制订适合患者情况的身体活动计划，并按照指导进行。

3. **避免压疮**　长时间卧床可能导致压疮。定期帮助患者改变体位，使用床垫、垫子、气垫床、减压贴等减轻压力，预防压疮的发生。

4. **紧急情况应急包**　准备一个紧急情况应急包，内含基本急救用品，如创可贴、消毒剂、止血纱布等，并根据患者的病情准备吸痰器等设备，并确保大家知道如何使用这些物品。

5. **家庭成员和护理人员的培训**　家庭成员和护理人员应接受基本的急救培训，以便在需要时能够快速、有效地应对紧急情况。

请您记住，在任何情况下尤其紧急情况时，向专业医疗人员寻求帮助至关重要哦！

（苏利娟）

第五节　气管插管后咽喉痛怎么办

　　气管插管主要用于辅助患者呼吸、解除气道梗阻、吸取气道分泌物。当患者需要接受全麻手术，或突然呼吸停止、不能自主呼吸，或气道被压迫、气道分泌物较多不能自行清除导致气道梗阻时，会出现呼吸困难、气促、口唇发绀等症状，需要及时行气管插管术辅助呼吸，改善缺氧。故临床上分为气管插管使用呼吸机的患者和全麻术气管插管后的患者。气管插管后咽喉痛是比较常见的症状，但不要紧张。大部分不会太严重，能够自行好转。如果疼痛现象比较明显，常见的处理方法如下：

　　1. **注意休息**　不能剧烈运动，以免影响病情恢复。

　　2. **调理好饮食**　最好吃半流食，比如鸡蛋羹、小米粥，也可喝一些鸡汤、排骨汤。不要进食辛辣刺激性食物，以免对黏膜造成灼伤。

　　3. **服用止痛药物**　在医生指导下服用止痛药物，如布洛芬胶囊、双氯芬酸钠缓释片等。

　　4. **服用抗生素**　在医生的指导下服用抗生素，以防止炎症感染，如阿莫西林胶囊，头孢等。

　　5. **多饮水**　如果患者是食管、腹部手术等需要禁饮食的，需要根据医嘱才可开放饮水和饮食。

（柏　玲）

第六章

常用的
急救物品

第一节　必备的急救用品如何使用

一、体温计

使用方法：

1. 测量前 20 ~ 30 分钟应避免以下情况，如剧烈运动、进食、饮用过冷或过热的水、沐浴或者是进行冷、热敷。如有上述情况，请休息 30 分钟后再进行体温测量。

2. 先检查体温计有无破损，再检查水银柱顶端是否在 35℃以下。若高于 35℃，应先将体温计的水银柱甩到 35℃以下。

3. 以腋下测量为例。体温计使用前用酒精棉球擦拭消毒，用干毛巾擦拭腋窝，保持腋下干燥。将水银槽端放置于腋窝正中，夹紧体温计，测量时间为 10 分钟。

4. 水平拿住体温计尾部，使视线与体温计保持同一平面，缓慢旋转体温计，看到水银柱顶端对应的数字即为当下的体温。

二、医用酒精棉片

使用方法：

1. 使用前检查包装，确定包装完整。

2. 撕开包装，取出棉片，对完整皮肤进行单向擦拭消毒，或擦拭需要消毒的物体表面。

三、创可贴

创可贴主要用于真皮浅层及以上的浅表性小创伤和擦伤等，对于已经发生感染的伤口或较大、较深或有异物的伤口建议及时就医。

使用方法：

1. 用生理盐水或者清水冲洗伤口，用干的无菌棉签吸干伤口表面的水分。

2. 用皮肤黏膜消毒液擦拭消毒伤口，擦拭的过程中要完全覆盖伤口。

3. 消毒液晾干后，取出创可贴，撕去包装，将吸水层覆在伤口上，轻轻撕去隔离膜，按压胶带固定。

四、医用纱布

使用方法：

1. 伤口较小或出血量少时，用生理盐水或者清水冲洗伤口，用伤口消毒液消毒后，使用纱布块覆盖伤口。

2. 伤口较大或出血较多时，可使用纱布块直接覆盖伤口压迫止血。

五、止血带

使用方法：

1. **部位准确**　四肢出现致命性大出血时，在伤口的近心端（伤口上 5～10cm），上肢约在上臂的上 1/3 处，下肢约在大腿的中上部进行捆绑，避免置于肘关节、膝关节、伤口或被刺穿的部位。使用期间需定时放松。

2. **保护皮肤**　橡皮止血带不能直接扎在皮肤上，使用止血带前，应先在止血带下放好衬垫。

3. **压力适当**　扎止血带松紧度要适宜，以出血停止、远端摸不到动脉搏动、止血带最松状态为宜。

4. **标记明显**　使用止血带的伤员应在其手腕或胸前衣服上做好明显的标记，注明止血带使用的时间（24 小时制，精确到分钟），以便后续医护人员继续处理。

5. **控制时间，定时放松**　使用止血带的时间越短越好，总时间不应超过 5 小时，使用止血带后应尽快转送伤员至医院接受确定性救治。使用过程中每隔 0.5～1 小时放松一次，每次放松 2～3 分钟，放松止血带期间须用其他方法临时止血，放松后再在稍高的平面扎止血带。

6. **做好松解准备** 院前状态下，止血带一旦使用则不建议松开，除非有替代的有效止血措施，在松止血带前补充血容量，做好抗休克和止血器材的准备。

六、口罩

使用方法：

1. 将口罩的橡皮筋绕到耳朵上，有颜色的一面向外，有金属片的一边向上。

2. 拉开口罩，完全覆盖口鼻和下巴，仔细检查，要确保口罩服贴面部。

3. 按压金属条，使其贴在鼻梁两侧。

4. 只触碰口罩的橡皮筋摘下口罩，尽量避免触摸口罩，如果不得已碰到需要认真洗手，保证手部清洁。

5. 将废弃的口罩扔进垃圾桶，不重复使用。如果是患者或者可疑患者用过的，需要丢入医疗废物垃圾桶进行处理。

（邱晓娟）

第二节　常用吸入装置怎么用

吸入疗法是目前最有效的哮喘预防和治疗的给药方法，在慢性阻塞性肺疾病患者治疗中也较为普及。吸入疗法是将气雾或干粉状的药物，通过吸入装置经患者的口或鼻腔吸入呼吸道，从而达到治疗呼吸道疾病的一种方法。临床上经常可以看到，患者因不能正确使用吸入装置，造成治疗效果欠佳，下面介绍几种常用的吸入装置。

一、压力定量气雾剂

常用的有沙丁胺醇、丙酸氟替卡松、布地奈德、复方异丙托溴铵等。使用气雾剂的方法如下。

1. 移去套口的盖，使用前轻摇药罐使之混匀。

2. 头略后仰并缓慢呼气，尽可能呼出肺内空气。

3. 将吸入器吸口紧紧含在口中，并屏住呼吸，以示指（食指）和拇指按压吸入器，使药物释出，并同时做与喷药同步的缓慢深吸气。

4. 尽量屏住呼吸 10 秒，使药物充分分布到下气道，以达到良好的治疗效果，然后缓慢呼气。

5. 将盖子盖在喷嘴上。

6. 用清水漱口，去除咽部残留的药物。

二、干粉吸入剂

分为储存剂量型和多剂量型，常用的干粉吸入剂有布地奈德福莫特罗粉吸入剂和沙美特罗替卡松吸入粉雾剂等。

（一）如何使用储存剂量型

1. 旋转并移去瓶盖（注意保持吸入器直立）。

2. 一手拿吸入器，将底座朝某一方向充分旋转后再转回，当听到"咔哒"一声时，表示一次剂量的充填。

3. 吸入之前，先充分呼出一口气（勿对吸嘴呼气）。

4. 将吸入器含于口中，并深深地吸口气，即完成一次吸入动作，吸药后屏气 10 秒。

5. 用完后将瓶盖拧紧。

6. 清水漱口。

（二）如何使用多剂量型

1. 一手握住吸入器，另一手拇指向外推动滑动杆，直至发出"咔哒"声，表明已做好吸药准备。

2. 握住吸入器，在保持平稳呼吸的前提下尽量呼气。

3. 将吸嘴放入口中，将药物吸入。

4. 吸药后屏气 10 秒。

5. 缓慢恢复呼气并关闭吸入器。

6. 清水漱口。

（柏　玲）

第三节　家用制氧机的使用方法

随着社会的不断发展，人们越来越注重健康问题，而家用制氧机是最为常见的一种医疗器械。本文将为大家使用家用制氧机提供详细的使用方法和注意事项。

一、家用制氧机到底适合哪些人群

家用制氧机的应用范围非常广泛，不仅慢性阻塞性肺疾病患者需要，比如冠状动脉粥样硬化性心脏病、脑血管病以及孕妇需要遵医嘱进行吸氧；繁重脑力劳动者、在缺氧环境中工作、生活、学习、情绪紧张的亚健康人群也需要吸氧。

二、吸氧浓度是否选择越高越好

我们要知道，一定条件下，氧流量设置得越高吸入氧浓度也越高，改善缺氧状况更明显。但需要注意的是，并非吸入氧浓度越高越好，尤其是慢性阻塞性肺疾病人群，大多合并高碳酸血症和低氧血症，此时人的呼吸是靠机体的低氧环境刺激中枢进行呼吸驱动的，若吸入氧浓度过高，可能会抑制呼吸中枢，使呼吸中枢误以为机体不缺氧，减少自主呼吸，进一步加重二氧化碳潴留。因此，我们要结合自身情况，遵医嘱选择。

三、制氧机的工作原理及目的

制氧机是指以空气为原料，分离产生富氧气体的器具，分离制取氧气的主要方式有变压吸附（市场上常见的"分子筛制氧机"）和膜分离两种。由于膜分离制氧机所得氧气的纯度较低——只有 30% 左右，所以我们现在能买到的产品基本上都是分子筛制氧机。分子筛制氧机利用分子筛对特定气体的吸附和释放能力的不同，将氧气和氮气进行分离。当空气进入装有分子筛的机器时，氮气的吸附能力较强，被其吸附，氧气则不被吸附，从而得到较高浓度的氧气。氧气通过鼻导管或面罩输送给使用者，补充氧气，以达到治疗和缓解疾病症状。氮气则排放回环境空气中。

需要提醒您注意的是，家庭并不会在完全密闭的环境下使用制氧机，且制氧机的工作效率有限，因此，使用制氧机并不会减少您周围空气的含氧量。其他家庭成员不必为此感到担心。

四、制氧机的用物准备

家用制氧机、一次性吸氧管或吸氧面罩、湿化水、棉签。

五、怎么使用家用制氧机

（一）制氧机开始

1. **使用者取舒适卧位**　平躺时床头抬高 30°，或取半坐卧位。

2. **家用制氧机的安装和启动**　取出湿化瓶，加湿化水至最低到最高水位线之间，安装湿化瓶。接通电源，按下仪器上的"开机"按钮，等待显示屏上显示当前氧气浓度指数。在氧气浓度稳定为 93% 后，表明制氧机已启动成功。

3. **调节氧气量**　使用者可以根据身体情况和呼吸情况调整氧流量，氧流量过高或者过低都是不利的，一般在 1～4 L/min（患者务必遵守医生的建议）。

4. **氧气导管的连接**　将一次性吸氧管的氧气接头与湿化瓶上的氧气出口相互连接，感受到气流溢出，确定氧气管连接良好。用棉签湿润鼻腔后，将吸氧管鼻翼朝下正确佩戴入患者鼻腔，吸氧管在患者双耳后及颌下进行固定，松紧适宜，以可放入一指为宜。

5. 设定吸氧时间　根据个人情况或遵医嘱而定。

（二）制氧机关闭

1. 当不需要进行氧气治疗时，先取下吸氧管，与湿化瓶分离。

2. 将流量调节表调至为"0"，按下仪器上的"关机"按钮，关机，切断电源。

六、使用家用制氧机需要注意哪些问题

1. 家庭使用制氧机需要医生的建议和处方，不要自行调整氧气浓度和流量。

2. 使用前要检查氧气机、管道和面罩是否有损坏等情况。

3. 家用制氧机需要放在干燥通风的地方，不能靠近火源或电器。

4. 家用制氧机需要定期检查和维护，如更换滤网等，以防止细菌滋生和传播，同时延长设备的使用寿命。

5. 家庭使用期间如遇异常情况，应及时联系专业人士，不能随意更改医生建议。

1. 以上流程仅为一般指导，不代表特定的家用制氧机型号。在实际使用时，应仔细阅读并遵循所使用家用制氧机设备的说明书和指示。

2. 在使用家用制氧机患者症状无改善或加重时，及时就医。

（张　丽）

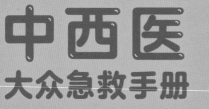

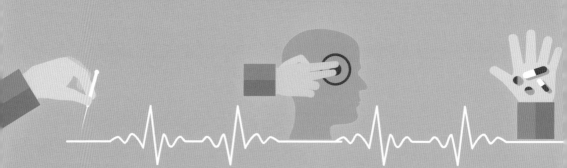

人卫官网 www.pmph.com
人卫官方资讯发布平台

策划编辑 董思聪
责任编辑 董思聪
书籍设计 惠亦凡 梧桐影

销售分类/健康科普

人卫APP
获取海量医学学习资源

ISBN 978-7-117-37448-4

定 价：69.00元